章友康 刘玉宁
养肾饮食

Kidney·————— 大字版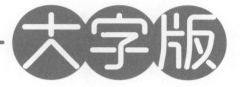

章友康 主编
北京大学第一医院肾内科主任医师、教授、
博士生导师
原卫生部肾脏病研究所副所长

刘玉宁 主编
北京中医药大学东直门医院肾内科主任医师
中西医结合临床博士、博士后，博士生导师

中国轻工业出版社

图书在版编目（CIP）数据

章友康刘玉宁养肾饮食：大字版／章友康，刘玉宁

主编．—北京：中国轻工业出版社，2022.5

ISBN 978-7-5184-3810-5

Ⅰ．①章… Ⅱ．①章… ②刘… Ⅲ．①补肾—食物疗

法 Ⅳ．①R247.1

中国版本图书馆 CIP 数据核字（2021）第 277382 号

责任编辑：何　花

策划编辑：翟　燕　付　佳　　责任终审：张乃東　　封面设计：伍毓泉

版式设计：悦然生活　　　　　责任校对：宋绿叶　　责任监印：张京华

出版发行：中国轻工业出版社（北京东长安街 6 号，邮编：100740）

印　　刷：北京博海升彩色印刷有限公司

经　　销：各地新华书店

版　　次：2022 年 5 月第 1 版第 1 次印刷

开　　本：710×1000　1/16　印张：15

字　　数：220 千字

书　　号：ISBN 978-7-5184-3810-5　定价：49.80 元

邮购电话：010-65241695

发行电话：010-85119835　传真：85113293

网　　址：http://www.chlip.com.cn

Email：club@chlip.com.cn

如发现图书残缺请与我社邮购联系调换

211312S2X101ZBW

俗话说"养肾就是养命""养生先养肾"。肾是人体的先天之本，是维持人体生命活动的基础，也是人体生理活动的动力。养好肾不但能维持脏腑的正常功能和运作，还是健康长寿的基础。

但是，现代人面临很多压力，如工作压力、养育子女的压力等，还有一些不良生活习惯，如抽烟、酗酒、暴饮暴食、经常熬夜等，这些都给肾的健康埋下了隐患，一些人因此而出现肾虚、肾炎、肾功能下降等。那么，如何让自己有一个健康的肾，远离肾病困扰呢？

除了改善生活习惯，适当运动外，饮食是养肾护肾的关键。中医经典巨著《黄帝内经》中提出"药以祛之，食以随之"的防病治病理论，可见食疗的重要意义。

本书由肾脏病专家章友康和刘玉宁主编，共分为六个部分。第一部分帮你了解为什么养生要先养肾；第二部分介绍了对肾有好处的营养素以及对肾不太友好的物质；第三部分介绍了生活中常见的养肾食物、补肾食谱和慎吃食物等；第四部分推荐了一些养肾益肾的药食两用中药和药膳方；第五部分介绍了不同季节养肾要点；第六部分是针对肾脏疾病的饮食方案。

希望本书能帮助读者解决遇到的关于肾的问题，从而学会科学养肾补肾，打造健康的肾，远离肾病困扰，享受健康生活！

目录 CONTENTS

PART 1 养生先养肾 养肾先知肾

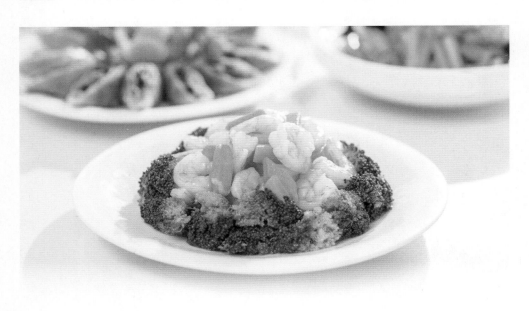

谷豆类

蔬菜及菌类

肉蛋类

PART 6 不同肾病患者的饮食调理

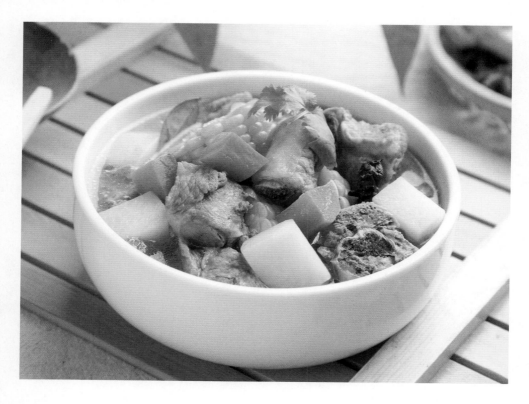

PART 1

养生先养肾
养肾先知肾

肾是人体的"劳模"代表

肾藏精，主人的生长发育和生殖

● 肾是"精气"最主要的储存场所

"精气"是推动人体生命活动的原动力，精气的充盈对维持健康、抵抗疾病、养生保健起着至关重要的作用。古籍《素问》中对"肾藏精"的作用有这些描述：如在《素问·上古天真论》中说"肾者主水，受五脏六腑之精而藏之"，在《素问·六节藏象论》中说"肾者，主蛰，封藏之本，藏精之处也"，可以看出肾是人体"精气"聚集之所。

另外，中医还强调"五藏主藏精者也，不可伤，伤则失守而阴虚，阴虚则无气，无气则死矣"，所以，要想身体保持活力和健康，护肾是基本原则。

制造和补充 先天之精 的物质基础

肾脏

促进和调节 后天之精 的合成和功能

幼年时期	青年时期
肾中精气逐渐充盛	肾中精气比较充盛
头发生长快而密	逐渐发育成熟，具有生殖功能
更换乳齿	生出智齿
骨骼生长，身体增高	骨骼长成，身高达到一定高度

● 人体的"先天之精"与"后天之精"

中医认为，肾所含的"精"由两部分组成，即先天之精和后天之精。

先天之精其实与遗传基因有关，先天之精通过代代相传，维持着种族的延续和物种的相对稳定，是人体形态结构和生理功能形成的物质基础。

而后天之精则是指饮食中的各种营养物质和人体内合成的多种活性物质，这些物质维持着人体的生命活动。

● 肾对人体的生长发育起着主导作用

人在出生后，后天之精对先天之精进行不断培育，肾精渐渐充盈、丰盛，人体便开始生长发育，直至性腺成熟，具备生殖能力；然后随着年龄的增加，肾气消耗衰退，生殖能力下降直至消失；最后进入老年。在这个过程中，肾气的盛衰关系到各个环节的顺利进行，它既是生长发育的动力，也是人体衰老的标志。

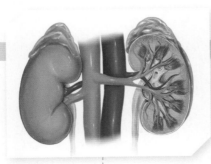

壮年至中年时期
肾中精气充盛
身体壮实
精力充沛

老年时期
肾中精气渐少
出现发脱、齿落
形体衰老

13

肾与五行的关系：肾主水

● 肾主水，有气化功能

中医讲的肾主水，主要是指肾中的精气所具有的气化功能，能够调节人体的水液平衡。在整个代谢过程中，肾在尿液的形成和排泄方面起着关键作用。

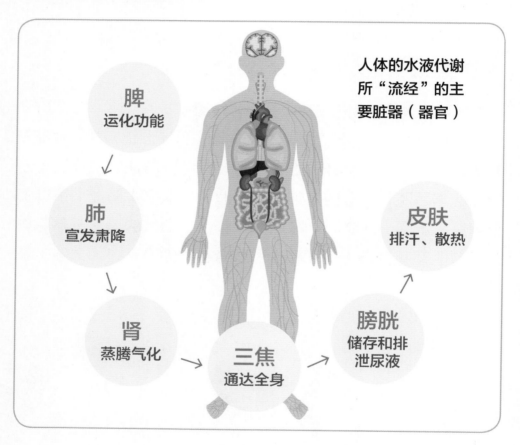

脾
运化功能

肺
宣发肃降

肾
蒸腾气化

三焦
通达全身

膀胱
储存和排泄尿液

皮肤
排汗、散热

人体的水液代谢所"流经"的主要脏器（器官）

● 中医对"肾主水"的解读

《素问·阴阳应象大论》："水气通于肾"。

《素问·水热穴论》："肾者，至阴也，至阴者，盛水也"。

《内经知要》："肾主水，受五脏六腑之精而藏之"。

《医门法律》："肾者，胃之关也。肾司开阖，肾气从阳则开，阳太盛则关门大开，水直下而为消。肾气从阴则阖，阴太盛则关门常阖，水不通而为肿"。

…………

从以上中医典籍中可以看出，肾与机体水液的调节、代谢有着密切关系。而肾的泌尿功能也是维持人体内环境平衡的重要因素——肾是人体内废水的"净化器"。

● **肾出现问题容易导致排尿异常**

虽然人的泌尿活动受很多因素的影响，但肾是非常重要的一环，尤其是当其结构发生改变时，尿量以及尿液性质都可能发生明显变化。

如上文《医门法律》中所提到的"阳太盛"就是指肾的功能性病变，常见的如内分泌代谢障碍引起的尿崩症、糖尿病、甲亢以及肾小管重吸收功能低下等，这时，每天的排尿量会大大增加，即所谓的"水直下而为消"。

而"阴太盛"则指的是肾的器质性病变，如急性肾小球肾炎、慢性肾炎、肾结石、肾动脉狭窄等，这些会导致尿量的减少，继而发生"水不通而为肿"的情况，严重时可出现尿毒症甚至死亡。

小知识：肾的纳气功能

肾除了主水之外，还有纳气功能，即肾摄纳肺从自然界所吸入的清气。肺吸入的清气肃降到肾，经过肾气的摄纳潜藏，维持一定的呼吸深度。而肺与肾的关系，将在后面的章节介绍。

"主骨、生髓、通于脑"，肾气充足，脑力才有保证

● 肾主骨，促进机体生长发育

"肾主骨"即肾充养骨骼以及二者生理功能的连属关系。在古籍《素问·六节藏象论》中提到："肾者……其充在骨"。

骨骼的主要作用是支撑人体，是人身的支架。骨骼的强壮依赖于骨髓的营养，而骨髓由肾精所化生——"肾生骨髓"。肾可以充养骨骼，髓的生成也为"肾主骨"提供了物质基础。在中医临证中，根据"肾主骨"采用补肾原则来治疗骨折、骨骼发育迟缓等，取得不错的疗效；而现代医学证明，肾能够生成活性维生素 D，调节人体钙磷的代谢，影响骨骼的结构和功能。

因此，肾气好对促进机体的生长发育是至关重要的。

● 肾生髓，与人体造血密切相关

人体内的髓包括骨髓、脊髓、脑髓，是由肾精化生而成。除了中医所说的"肾生骨髓"以及"肾藏骨髓之气"外，现代医学也表明，肾与骨髓都属于机体造血系统，对血细胞的形成有重要影响。

临床发现，慢性肾衰患者骨髓造血功能减弱，易发生贫血，即"肾性贫血"，而采用中医的补肾疗法对慢性肾衰性贫血有效。

● 肾通于脑，肾气好才会脑力好

中医认为，肾生精，精生髓，髓聚于骨为骨髓，髓聚于脑为脑髓，故有"脑为髓之海"之说。一个人肾精充盛，则髓海充盛，继而能够维持和促进大脑的正常功能，让人聪慧。反之，如果一个人肾精虚弱，髓海不足，很容易出现健忘失眠、智力低下。所以，很多益智健脑的方药多从补肾论治。

"开窍于耳""司二阴"，肾精气足，听力好、排便顺畅

●"肾开窍于耳"，肾气足则听力好

耳是听觉器官，人体听觉功能的正常与否，与肾中精气的盈亏有着密切关系。

一个人肾精不足，"耳失所养"，则可出现耳鸣、听力减退，甚至耳聋等症。通常，老年人由于肾精虚衰，故多见听力减退、失聪。

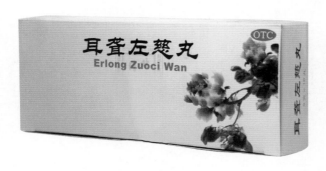

耳聋左慈丸即是以磁石（煅）、熟地黄、山茱萸（制）、牡丹皮等补肾药物组成

●"肾司二阴"，肾气足，排泄顺畅

二阴指前阴和后阴，二者负责人体的排尿、生殖和排便功能。尿液的排泄是在膀胱，但需依赖肾阳的气化功能。肾气充足，膀胱开阖正常，储尿排尿及生殖功能才正常。

如果肾气虚衰，封藏不固，除出现遗精、早泄等症之外，还可因膀胱开阖失度而致尿频、遗尿或尿少、尿闭等症，甚至影响人体整体的水液代谢。大便的排泄同样受肾的气化作用支配。肾阴不足，津液匮乏，可致大便秘结，称为"水乏舟停"。

"其华在发"，肾精滋养头发

● 毛发质量与肾精气有关

人体毛发的生长与脱落、润泽与枯槁，与肾中精气的盛衰有着密切关系。

毛发的生长、营养滋润，要靠营血的滋养，所谓"发为血之余"；但发的生机根源于肾。因肾藏精，精化血，精血旺盛，则毛发粗长而润泽。精血旺盛充盈，则发长而润泽；衰老、肾气不足或由其他各种原因所致精血衰少，则毛发干枯易折、变白且脱落。

所以，中医治疗白发、脱发等，多从肾论治。临床上常用的七宝美髯丹，就是治疗白发、脱发的优秀方剂，主药是滋养肝肾的何首乌。

● 梳子梳头法，改善肾虚，滋养头发

此方法既能保持头皮和头发的清洁，又能疏通血脉，加速血液循环，从而使头发得到滋养，防止头发变白。

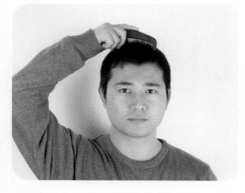

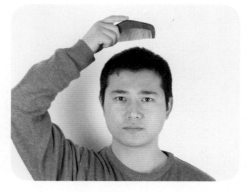

1 每天早、中、晚各梳头1次，用力适中，头皮各部全部梳理一遍，每次2~3分钟。

2 梳头后再用木梳齿轻轻叩打头皮3~5分钟，最后再梳理一遍。若能结合头部穴位叩打，则保健效果更佳。

肾虚有不同证型，分情况补肾效果佳

肾阳虚宜温阳补肾

肾阳虚是指肾阳气衰弱，大多是由素体阳虚，或年老肾亏，久病伤肾所致；另外，房劳过度、下元亏损也是常见病因。

●"寒"是肾阳虚的主要特征

阳气就是人体的火力，阳气是维持人体体温、抵抗外界寒冷的动力。年轻力壮的人身体强壮，抗寒能力强，是因为火力旺，即肾阳旺盛。而肾阳虚就是人体的火力不足。肾阳虚的人表现多且复杂，但是这些表现有共同特征——怕冷，所以我们将肾阳虚的人称为"寒冷一族"。

● 肾阳虚体质常见表现

1 腰部和膝关节酸软或疼痛，四肢发凉，下肢尤其严重

2 面色苍白且没有光泽（中医称为"面色㿠白"）或黑而暗沉（中医称为"面色黧黑"），神疲乏力，精神萎靡，头晕目眩

3 小便清长，夜尿增多，排尿无力，尿后余沥不尽或尿少；或者腹胀，容易腹泻，大便稀且有不消化的食物；或表现为每天黎明时拉肚子（称为"五更泻"）

4 性欲减退，男子阳痿早泄，遗精滑精；女子宫寒不孕，带下清稀量多

5 舌质颜色淡，舌体胖大，苔白或白滑，脉沉迟无力

● 肾阳虚的调理重点在于"温调"

改善肾阳虚弱的体质，重在温补肾阳。温补就是说补肾阳的食材或药物是温性的、热性的，通过温热性质的食材或药物补充人体的阳气。温性食材如羊肉、韭菜、核桃等；温补药物很多，附子、肉桂是最常见的。不过，肾阳虚的朋友最好在专业医生指导下治疗。

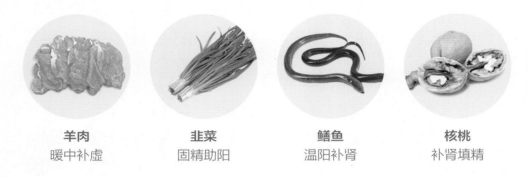

羊肉
暖中补虚

韭菜
固精助阳

鳝鱼
温阳补肾

核桃
补肾填精

肾阴虚应滋阴补肾

肾阴虚即肾的阴液不足，多由禀赋不足引起，或久病伤肾、房事过度、用脑过度等原因引起。另外，饮食过于温燥也会导致肾阴虚。

● 肾阴虚体质的共同特征是燥热

如果说阳是人体的火气，阴就是人体的水分。阴虚就是体内的水少了，继而表现为相对火旺，身体会出现热的征象，即所谓的"阴虚火旺"，所以阴虚的人容易上火。通常，肾阴虚的人被称为"燥热一族"，肾虚的同时伴有热的征象，就是肾阴虚。如有的人动不动就爱发火，口燥咽干，手心、脚心总是发热，就是阴虚了。

● 肾阴虚体质常见表现

1 腰部或膝关节酸软疼痛，头晕目眩，耳鸣耳聋，失眠多梦，形体消瘦

2 手心、脚心和心口发热（即"五心烦热"），身体出现一阵一阵的发热，容易盗汗，面红颧赤，口干咽燥，大便干结，小便短少色黄

3 男子阳强易举（易勃起），容易遗精、早泄；女子月经量少，甚至出现闭经或月经淋漓不净（崩漏）

4 舌体瘦、舌质红、舌苔少甚至没有舌苔，脉搏细而数、跳动快，一呼一吸脉搏跳动次数超过4次

● 肾阴虚的调理重点在于"冷调"

改善肾阴虚的体质状态，需要补肾阴，即增加机体内的水分，而补肾阴的药物药性偏凉，中医称为"滋补肾阴"。补肾阴的中药有生地黄、玄参、女贞子等。

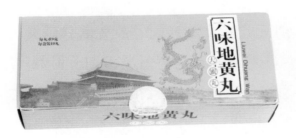

六味地黄丸是补肾阴虚的明星药物，以补肾为主，且三阴并补，三补三泻

肾精不足要补精

肾精不足多见于老年人和先天禀赋不足的人，因久病耗损或后天失养导致肾精亏虚。

1 在婴幼儿时期可影响其生长发育

2 青年时期，可影响女性月经初潮，从而阻碍性腺的发育成熟

3 壮年时期，可导致早衰，性功能减退，出现滑泄、阳痿等症状

4 肾精不足则可致髓海亏虚，骨失所养，故见骨骼痿软、两足痿弱无力

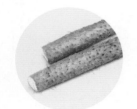
山药
煎汤服用或做山药粥，能补肾益精、固涩止遗

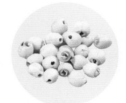
莲子
收敛强体的健康食品，常吃能够辅治脾虚泄泻

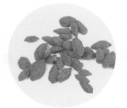
枸杞子
强精固肾、固本培元、抗衰老的药食两用之品

肾气不固宜补气

　　肾气不固与幼年精气未充，或老年肾精气衰退有关，另外，早婚、性生活不节而耗伤肾气，或久病肾虚，失于固摄，也可导致肾气不固。肾气不固的表现分为肾失封藏和对二便失于固摄两方面。

1 肾失封藏，则肾中精气易于流失，从而可见遗精、滑泄等症；影响纳气功能，气浮于上，可见呼多吸少，动辄气急而喘等症状

2 肾虚则对二便失于固摄，可见大便滑脱、小便清长，或尿有余沥，或二便失禁等症

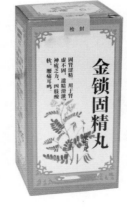

金锁固精丸是固肾涩精的优选，对肾虚不固、遗精滑泄、神疲乏力、腰痛耳鸣有一定疗效

肾与其他主要脏器的关系

与心的关系：心肾相交

心是五脏之首，是"君主之官"，主血脉，能够配合其他所有脏腑的功能活动，推动血液输送到全身，并统管全身的精神、意识、思维活动。

● 心肾相互制约、相互作用

从中医上讲，肾属水，藏精，而心属火，藏神。二者之间互相作用、互相制约，这样才能维持人体的正常生理活动。肾水上济心火，使心火不亢；心火下暖肾水，使肾水不寒，从而达到心肾相交、水火互济的生理状态。

如果心阳不振，心火就不能下温肾水，肾水就不能顺利化气，人就容易出现心悸、水肿等症状；如果肾水不足，不能滋润心阴来制约心阳，人就容易出现心烦、失眠多梦、遗精等症状。中医上称为"心肾不交"。

心肾相交法之手心搓脚心
平时没事的时候，坐在床上，用掌心（劳宫）搓脚心（涌泉），或者用手心拍打脚心，有助于肾发挥收藏的功能，将气下引，上面的虚火随之会被"拽"下来，中医称引火归元。

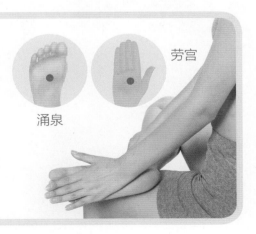

涌泉

劳宫

● 养心护肾的食材推荐

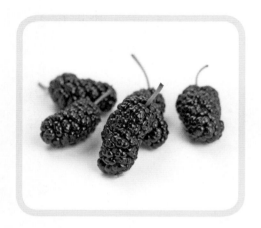

桑葚
补肾养阴，对心脏病、高血压也有益

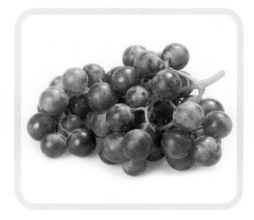

葡萄
健脾和胃，对肾炎患者有益

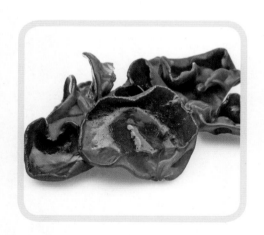

木耳
活血除瘀

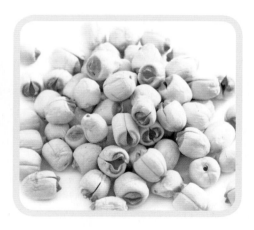

莲子
养心益肾

与肝的关系：肝肾同源

肝主疏泄，有疏通、舒畅、条达、升发的特性，能调畅全身的气机。肝主藏血，有储藏血液和调节血流量的作用。

● 肝血与肾精互相滋养

肝肾阴阳，息息相通，相互滋生，相互制约，维持正常的生理状态，称为"肝肾同源"。如果肾阴不足，可导致肝阴不足，即"水不涵木"；而肝阴不足，亦可引起肾阴亏虚而致相火偏亢；肝火太盛也可下劫肾阴形成肾阴不足。

肝藏血，肾藏精，精能生血，血能化精。肝血有赖于肾精的资助，肾精足则肝血旺；肾精亦赖于肝血的滋养，肝血旺则肾精充。肝血不足会引起肾精亏损，而肾精亏损可导致肝血不足。

● 养肝护肾的食材推荐

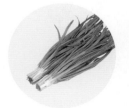 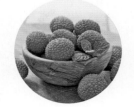 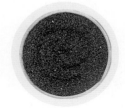

韭菜
补肾壮阳，养阳护肝

荔枝
强肝健胰，补益肾精

黑芝麻
益肝补肾，养血润燥

按摩曲泉养肝护肾
屈膝，拇指放在膝内侧横纹头上方，在膝连接处下面即可找到曲泉。按摩时，用拇指指端或中指指腹着力，持续用力按压曲泉1分钟左右。非常适合肝肾阴虚者。

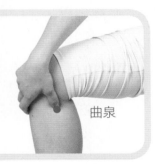

曲泉

与脾的关系：脾肾相济

脾主运化水谷精微，是人身气血生化的源头，负责管"后勤"，被称为"后天之本"。脾主运化，可对食物进行消化和吸收，运化人体内的水液，还统摄血液。

● 肾与脾相互滋生和促进

肾与脾，一个是先天之本，一个是后天之本，二者相互滋生，相互促进。作为"后天之本"的脾是气血生化的源头，而作为"先天之本"的肾是各脏腑功能活动的原动力。脾的运化离不开肾气的鼓动，肾又需要脾化生的气血来提供营养。

● 健脾护肾的食材推荐

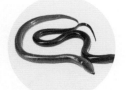

鳝鱼

温阳健脾，滋补肝肾

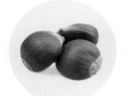

板栗

补脾健胃，补肾壮腰

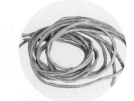

豇豆

补肾，健脾胃，生精髓

艾灸足三里调脾胃，改善肾病

足三里位于小腿前外侧外膝眼下 3 寸，胫骨前嵴外侧一横指按之凹陷处，用力按压会有明显的酸胀感。每周可艾灸足三里 1~2 次，每次灸 20 分钟左右。艾灸时应让艾条的温度稍高一点，使局部皮肤发红。有调节慢性肾病、调理脾胃、扶正培元的功效。

足三里

与肺的关系：肺肾相生

中医认为，肺主一身之气，司呼吸，主宣发、肃降，被称为"相傅之官"。肺属金，肾属水，根据五行理论金能生水，所以肺金和肾水是母子关系。

● 肾与肺共同调节水液代谢和呼吸

肾为主水之脏，肺为"水之上源"，肺肾协作，共同维持水液正常代谢。另外，肺主呼气，肾主纳气，意思是说肺主管人的呼吸，而从肺吸入的气下沉到肾，被肾所吸纳，肺肾二脏协调维持人体气机的升降出入。

● 润肺护肾的食材推荐

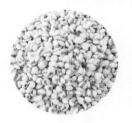

薏米
利尿排脓，补肺清热

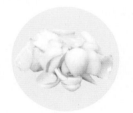

百合
滋补肺肾，清肺润肺

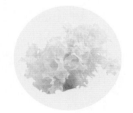

银耳
滋阴润肺，益肾补气

按摩太溪补肾益肺阴
太溪在脚踝内侧，从足踝内侧中央起，往脚趾后方触摸，在足踝内侧和跟腱之间的凹陷处，触摸可感到动脉跳动。可在每天晚上睡觉前按摩此穴，有补肾、益肺阴、清退虚热、壮补元阳的作用。

太溪

与膀胱的关系：相为表里

膀胱为六腑之一，被称为"州都之官"（即形容膀胱为水液聚集之处），位于人体的下腹部，是人体主持水液代谢的重要器官，能够储尿和排尿。

● 肾脏和膀胱互为表里

中医认为，肾主里，膀胱为表。二者的经络是相通的，内外互相配合，同为一体，共同调节尿液的排泄。肾气充足，人体的气化功能正常，膀胱开阖有度，水液才能够正常代谢。当肾气不足，人体的气化功能不畅，就会导致膀胱开阖受阻，出现水液代谢障碍，继而出现小便不利、尿失禁、尿频等症状。

● 护肾利尿的食材推荐

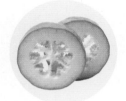

冬瓜

清热利尿，消肿解毒

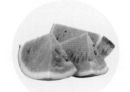

西瓜

生津止渴，利尿除烦

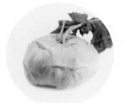

苤蓝

利尿消肿，宁神明目

指压中极增强肾精，改善膀胱功能

将肚脐到耻骨连成一线，将线五等分，由下算起1/5处即为中极。指压此穴位，一边慢压6秒钟一边缓缓吐气，重复20次。有增强精力、改善泌尿系统功能的作用。

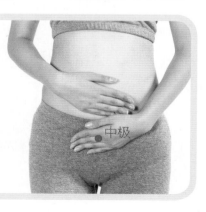

中极

中西医的肾概念不同

中医的"肾"涉及肾精、肾气、肾阴、肾阳等

　　与西医不同的是，中医"肾"的概念要大很多，除了包含肾这个器官之外，还涉及泌尿系统、内分泌系统、生殖系统、呼吸系统等，平时所说的"肾精""肾气""肾阴""肾阳"等概念都属于中医范畴。

　　另外，中医的肾还涉及中枢神经系统，这就是前面所介绍的肾与脑之间有密切关系。

西医的"肾"是指解剖学中的人体重要脏器之一

　　提起肾，大多数人的理解是西医的概念，即肾脏，与输尿管、膀胱以及尿道等构成身体的一个重要系统——泌尿系统。肾负责人体水液调节和排泄，以及体内毒素排出，与心脏、肝脏等一样，是重要的解剖学器官。

　　人体有两个肾。虽然一个肾完全能维持人体的排泄和分泌功能，但肾一旦受损，很难治疗，如果由于外伤等原因失去肾，就会威胁人的生命，所以我们的身体有两个肾，增加了储备和安全。

　　身体健康的成年男性，每个肾重 134～148 克，大小约 10 厘米×5 厘米×4 厘米，相当于本人握起的拳头大小；女性的肾较男性稍小。一般左肾重于右肾。

● 肾剖面图

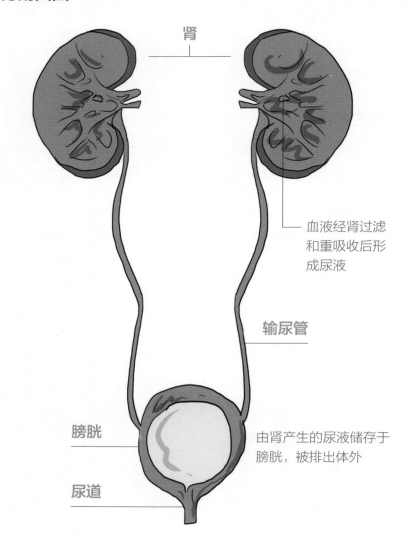

肾

血液经肾过滤
和重吸收后形
成尿液

输尿管

膀胱

由肾产生的尿液储存于
膀胱,被排出体外

尿道

　　人体的泌尿系统由两个肾脏和一个膀胱组成,还包括两条长长的输尿管以及尿道。输尿管将肾产生的尿液输送到膀胱,尿液再经尿道排出体外。肾的功能是过滤血液并产生尿液。尿液沿着输尿管下行并储存于膀胱。当膀胱收集的尿液达到一定量时产生排尿反射,通过尿道排出体外。

简单几招教你判断是否肾虚

你是否属于易肾虚人群

● **先天不足的人**

先天不足是人生下来体质就不好。父母高龄、体弱多病时怀孕等，都容易导致子女先天不足。

● **经常熬夜的人**

经常熬夜易导致阴精耗损过多，伤及肾，出现黑眼圈、精神不振等症状。

● **精神压力大的人**

长期处于较大的精神压力下，身体的免疫力也会下降，肾可能因此而出现亏损。

● **经常吸烟、酗酒的人**

吸烟伤肺，而肺和肾互相配合、互相影响。肺气一旦虚损很容易导致肾气衰弱。长期酗酒容易伤肝，而肝肾同源，一旦肝血受伤，自然会波及肾。

● **久坐不动的人**

久坐会导致全身的气血经络受阻、代谢物质排泄缓慢，容易出现腰酸、背痛、肢体麻木等症状。

● **性生活频繁的人**

过度纵欲会伤肾精，精伤则神伤，生命之本受损，就会显得精力不济，还可能出现腰酸、早衰、健忘等症状。另外，性生活过于猛烈，对体力消耗很大，也会加重肾的负担，时间长了也可能导致肾虚。

● **久病之人及老年人**

如果身体有病，长期不好，失于调养，易损伤肾精。而随着年龄的增长，人的肾气开始衰退，到老年时，头发变白且稀疏，牙齿松动、开始脱落。

留意身体出现的异常状况

中医古籍《万病回春》中记载："世人唯知百病生于心，而不知百病生于肾。"可以看出肾是百病之源。其客观地指出，肾虚可以导致人体脏腑的阴阳失调，出现一系列疾病。

● 口咸

当一个人的口味出现异常，是身体内部出现问题的征兆。"咸入肾"，如果无缘无故觉得口咸，要考虑是否出现肾虚了。

● 畏寒怕冷

一个人如果阳气充足，就能够抵御寒冷，维持正常的体温，不容易出现怕冷的症状。当阳气虚弱，人就容易出现畏寒怕冷的症状，而畏寒怕冷是中医阳虚的表现之一。

● 经常打哈欠

打哈欠是一种生理现象，但一个人每天不停地打哈欠，且不分时间，说明肾有问题。通常肾精不足会表现为哈欠连连。

● 面色暗沉，眼圈发黑

这里说的面色不是生理性的皮肤发黑，而是面色发黑、暗沉，皮肤无光泽、粗糙、缺乏弹性。另外，经常熬夜、性生活没有节制而导致眼圈发黑，也是肾虚的表现之一。

● 出现老年斑

老年斑即皮肤上出现色素沉着，形成颜色较深的斑块，通常见于老年人。老年斑是衰老的征象，衰老是肾虚的表现，所以出现老年斑也是肾虚的表现之一。

你是否有以下不良生活习惯

● 经常憋尿

经常憋尿会使膀胱内的尿液越积越多，含有废物和有害物质的尿液不能及时排出体外，就容易引起膀胱炎、尿道炎等。严重时，诱发尿路感染还会引起肾盂肾炎，甚至影响肾功能。

● 高脂高糖饮食

高脂高糖饮食会使身体肥胖，增加消化器官负担，诱发高血压、糖尿病等。高脂高糖饮食会产生过多代谢废物，继而增加肾的负担，还会加重肾病患者已有的肾损害。

● 饮水过少

长时间不喝水或者喝水量少，尿量就会减少，尿液中废物和毒素的浓度就会增加，容易患肾结石等肾病。

● 饮食过咸

虽然盐性味寒咸，有清火、凉血、解毒等功效。但高盐饮食会伤血、损肺肾，导致高血压、动脉粥样硬化、心肌梗死及肾病等。

● 过度劳累或劳损

工作太累，或长期保持同一固定姿势致使局部劳损（如使用电脑、开车等），就容易损伤肾中精气，出现腰酸腰痛，下肢、眼睑水肿等症状。

● 滥用药物

药物大多是通过肾排泄的，如果用药种类太多、剂量太大，容易损伤肾的结构和功能。如对乙酰氨基酚、阿司匹林等解热镇痛药，某些抗癌药物等，一定要在医生指导下合理应用，不能乱用。

几个小细节帮你初步判断肾功能

如果下面的问题中有 4 个及以上选项的回答是肯定的，则你可能有些肾虚了。当然，这只是一个简单的小测试，如果想要更准确地做出判断，最好找医生为你做专业的检查。

1 是否经常出现腰痛无力，尤其是工作累的时候或阴天下雨的时候

2 是否经常感觉累，不愿意与人交流，总想找个地方静静地待着，工作时注意力不集中，缺乏工作激情

3 是否经常白天犯困，晚上失眠，睡眠质量很不好，健忘

4 是否最近对另一半没有什么"性"趣

5 是否经常感冒、发热

6 是否在正常情况下每天晚上都有 3 次以上夜尿，且排尿无力，淋漓不净

7 是否经常便秘

8 天气稍稍变冷便感觉四肢冰冷，即使晚上盖被很长时间也缓不过来

9 是否患有慢性肾炎、糖尿病、冠心病、高血压等各种慢性病

10 洗头时，是否头发大量脱落

关于养肾，
你是否存在以下误解

误解 1　补肾就是壮阳

很多人一听说肾虚，就想到补肾，然后毫不犹豫地认为补肾就是壮阳，于是买了很多壮阳之品，如海马、虎鞭、鹿鞭、淫羊藿等。这样做其实对健康是不负责任的。

正如前面所讲，中医的补肾概念，包含了对人体生殖、泌尿、中枢神经、骨骼等系统各个组织、器官的调理，而生殖功能衰退只是其中一种症状。若要达到补肾的效果，先要了解自身病情，如有的人是因为心理压力大、劳累过度等造成的肾虚，就需要调理身心，通过劳逸结合改善肾虚。

所以，补肾不等于壮阳。

误解 2　护肾养肾只是男人的事，与女人无关

一提到养肾，很多人认为是男人的事。其实，女性肾阳虚者更需要补肾。肾阳虚者中，女性的比例更高。

女性一生经历成长、发育、生殖、衰老各阶段生理过程，都与肾气盛衰密切相关。另外，女性一些特有的生理现象，如月经、白带、胎孕、分娩等也与肾中精气密切相关。

如果女性出现肾虚，就容易出现头发早脱、情绪抑郁、记忆力下降、月经紊乱、皮肤不好等症状。一些妇科疾病，如月经不调、痛经、闭经、性功能降低、乳腺增生、更年期综合征等，也与肾虚有关。

因此，女性更需要养肾，调补肾阳能提高女性体质。

误解 3　肾虚的人性功能都不好

一听说肾虚，很多人就觉得性功能下降了，不行了。其实这是一种误解。**肾虚并不等于性功能下降。**

前面讲到，肾虚包含全身多方面的病理变化，而性功能包括性欲、性能力等诸多方面，它受生理、心理、社会环境等影响。肾虚仅仅是性功能障碍的原因之一。

中医讲的肾虚是一个综合征，如肾虚的人可能出现多汗、经常如厕、腰膝酸软、性欲下降等症状。但并不是说，只要出现这些症状就是肾虚。判断是否肾虚，需要经过医生的望、闻、问、切等多方面会诊，进行全面分析之后才能作出判断。

误解 4　年轻人精力旺盛，不会出现肾虚

很多年轻人自认为身体强壮、精力旺盛，根本不会出现肾虚，认为肾虚是中老年人的"特色和专利"。其实这种想法是片面的，年轻人同样会出现肾虚。

如果年轻人性活动频繁或剧烈，加上压力大和不良的生活习惯，如抽烟、酗酒、熬夜、暴饮暴食、饮食不当等，这些都会影响肾的健康，导致肾虚。身体如出现全身无力、注意力不集中、记忆力减退、工作效率下降、无精打采、失眠等症状，都可能是肾虚引起的。

提醒年轻人，**一旦发现血压高，最好查查肾**。此外，尿频、尿急、尿痛，小便带血、泡沫增多，眼睑、下肢水肿，夜尿多，腰酸痛等，也可能是肾发出的"求救信号"。

尿常规检查是反映肾功能的一个窗口

　　尿常规在临床上是不可忽视的一项检查，它不仅对泌尿系统疾病的诊断、疗效能作出判断，对其他系统疾病的诊断、预后判断也有重要参考价值。

尿量多少的判定标准

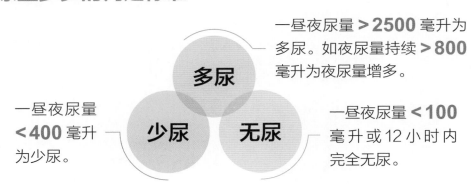

一昼夜尿量 > **2500** 毫升为多尿。如夜尿量持续 > **800** 毫升为夜尿量增多。

一昼夜尿量 < **400** 毫升为少尿。

一昼夜尿量 < **100** 毫升或 12 小时内完全无尿。

尿常规检查的内容

项目	正常标准	异常情况
酸碱度（pH 值）	4.6~8.0（平均 6.0）	增高常见于碱中毒、尿潴留、肾小管酸中毒等；降低常见于酸中毒、痛风、慢性肾小球肾炎、糖尿病等（由于膳食结构影响，尿液 pH 值可有较大的生理变化，素食为主尿液偏碱性，肉食为主尿液偏酸性）
尿胆原（URO）	阴性或弱阳性	阳性见于肝细胞性黄疸和溶血性黄疸等

项目	正常标准	异常情况
尿比重（SG）	1.015~1.025	增高多见于血容量不足导致的肾前性少尿、糖尿病、急性肾小球肾炎、肾病综合征等；降低多见于大量饮水、慢性肾衰竭、慢性肾小球肾炎、肾小管间质疾病、尿崩症等
隐血（BLD）	阴性（－）	阳性应考虑各种原因的血尿；同时有蛋白者，要考虑肾病
白细胞（WBC）	阴性（－）	每高倍镜视野超过 5 个，应考虑尿路感染
尿蛋白（PRO）	阴性（－）	阳性提示可能患有肾小球疾病，应去医院进一步检查
尿糖（GLU）	阴性（－）	阳性见于血糖增高性糖尿，常见于糖尿病、糖尿病肾病。内分泌疾病如甲状腺功能亢进、库欣综合征等，也可见血糖正常尿糖高。因肾糖阈下降产生的肾性糖尿，常见于慢性肾炎、间质性肾炎等
胆红素（BIL）	阴性（－）	阳性提示可能为肝细胞性或阻塞性黄疸
酮体（KET）	阴性（－）	阳性提示糖尿病性酮尿，常伴有酮症酸中毒。在高热、严重呕吐、腹泻、长期饥饿时，也可以出现非糖尿病性酮尿
尿红细胞（RBC）	阴性（－）	每高倍镜视野大于 3 个，即为阳性。阳性提示可能为肾炎、泌尿系统肿瘤等
尿液颜色（GOL）	浅黄色至深黄色	深黄色、血红色、大量泡沫尿等就说明有问题，应去医院进一步检查

尿常规检查注意事项

1. 留取尿液不少于10毫升（至少一半尿杯的量）。

2. 最好留取中段尿。因前段尿和后段尿容易被污染。

3. 收集尿液后应尽快送实验室检查，时间过长会有细菌滋生、葡萄糖被细菌分解、管型破坏、细胞溶解等问题，影响结果的准确性。

4. 女性留取尿标本时应避开经期，防止阴道分泌物混入尿液中，影响检查结果。

不同颜色的尿液代表不同意义

生活中注意观察自己的尿液情况，对掌握身体健康状况具有指导意义。

● 红色尿

也称肉眼血尿。泌尿系统的结石、结核、肿瘤以及急性肾炎和其他肾小球疾病出现血尿时，尿液呈红色。由于出血量不同可呈淡棕红色、云雾状、洗肉水样或混有血凝块。某些出血性疾病，如血小板减少性紫癜、过敏性紫癜也可出现红色血尿。

● 橙色尿

发热、脱水或其他引起代谢亢进的疾病时，尿液浓缩或尿中代谢产物增加，尿的颜色会加深或呈橙黄色。

● 黄色尿

肝细胞性、阻塞性或溶血性黄疸时，尿内含有大量胆红素，尿液可呈黄褐色、黄绿色、棕绿色，摇晃后会有较多黄色泡沫产生。

另外，如果人体摄入水分减少或者丢失水分过多，尿量减少，使尿液的颜色显得很黄，是正常的生理情况。但是若尿色像浓茶一样，则可能发生肝脏或胆道疾病，导致尿中排出的胆红素增加，使得尿液颜色变为深黄色。

● 无色尿

患尿崩症、糖尿病时，由于尿量增加，尿液被稀释，尿的颜色浅淡甚至无色。

● 白色尿

丝虫病或其他原因造成的尿路乳糜瘘时出现的乳糜尿为白色混浊尿。如果尿中有磷酸盐和其他多种盐类，在排出体外后随着温度的下降，盐分会析出形成沉淀，摇晃后形成白色混浊尿液。泌尿系统感染时，尿液中会含有大量脓细胞及脱落的膀胱黏膜、坏死组织等，使尿液呈现云雾状白色或出现白色的絮状物，严重时，尿液可呈米汤样。

● 黑色尿

尿路出血时如果尿液呈酸性，尿中高铁血红素增多；黑色素癌或其他伴有黑色素沉着的疾病，尿液中出现黑色素；酸中毒时尿液中排出氢醌与儿茶酚胺。上述情况下尿液均可呈棕色或棕黑色。

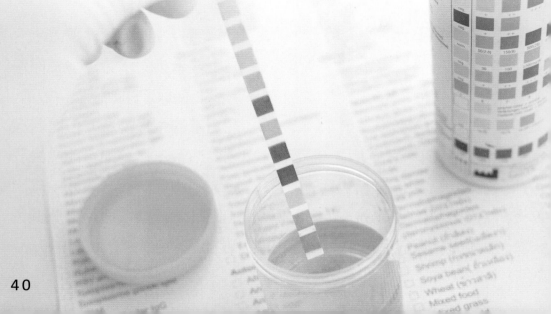

PART 2

选对营养护好肾

锌 男性之源

锌是人体的必需微量元素之一，虽然在人体内的含量以及每天所需摄入量都很少，但对机体的性发育、性功能、生殖细胞的生成起着举足轻重的作用，有"生命的火花"与"婚姻和谐素"的美称。

锌对肾的好处有哪些

● 锌保证精子的数量与品质

男性的精液里含有大量的锌，体内锌充足，才能保证精子的质量和数量，对预防和治疗因精子缺乏导致的不育症大有益处。而体内锌不足，会影响精子的数量与品质。

● 补锌是预防和治疗慢性前列腺炎的方法之一

锌除了是雄性激素合成的必需品之外，也担负着保护前列腺的重任。男性前列腺液的主要成分中除了蛋白质、各种酶类及其他有机物外，还含有许多微量元素，其中锌所占比例较大。

研究发现，前列腺液中含有一定量的抗菌成分，而这种抗菌成分的物质是一种含锌蛋白，其抗菌作用与青霉素相似。除此之外，研究还发现，前列腺炎患者前列腺液中锌含量明显降低。

● 锌是影响人体性腺机能的重要物质

锌缺乏会导致全身各系统受到不良影响，尤其对青春期性腺成熟的影响更为直接。青年男性缺锌时，可表现为生长停滞和性腺功能减退；而少女和学龄儿童缺锌，则会出现性成熟迟缓。

每日的锌摄入量和食材推荐

● 每日推荐摄入量（RNI）/适宜摄入量（AI）

年龄	0岁~	0.5岁~	1岁~	4岁~
摄入量（毫克/天）	2.0（AI）	3.5（RNI）	4.0（RNI）	5.5（RNI）
年龄	7岁~	11岁~	14岁~	≥18岁
摄入量（毫克/天）	7.0（RNI）	10.0（男）9.0（女）（RNI）	11.5（男）7.5（女）（RNI）	12.5（男）7.5（女）（RNI）

注：数据来源于《中国居民膳食营养素参考摄入量速查手册》（2013版），后同。

女性孕期每天需要额外补充2.0毫克锌，乳母需要额外补充4.5毫克锌。

● 富含锌的食材推荐（每100克可食部）

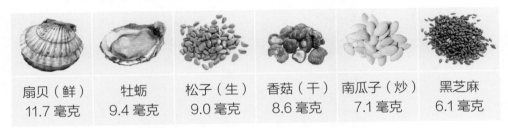

扇贝（鲜）11.7毫克　牡蛎 9.4毫克　松子（生）9.0毫克　香菇（干）8.6毫克　南瓜子（炒）7.1毫克　黑芝麻 6.1毫克

注：数据来源于《中国食物成分表标准版》（第6版），后同。

硒 减少活性氧和自由基对肾的损害

硒是人体必需的微量元素之一，有抗氧化、抗衰老、防癌等作用。而肾是硒代谢和储存的重要器官，肾内硒含量非常高。另外，肾病患者体内缺硒很普遍，如肾病综合征、糖尿病肾病和尿毒症透析等患者血硒浓度均明显下降。

硒是如何保护肾功能的

● 超强的抗氧化能力

肾出现疾病时，肾内会出现慢性缺氧，继而导致肾内产生大量氧自由基，损坏肾功能，最后会导致肾小球硬化、肾小管萎缩及肾间质纤维化。而硒是一种非常强的抗氧化剂，能及时清除体内的活性氧和自由基，减少其对肾的损伤，尤其患慢性肾病时，适当补硒能提高体内酶的活性，防止肾病进一步恶化。

● 清除有害物质

环境中的一些重金属（如铅、镉、汞等）会损害肾健康，还会加重肾病。硒具有良好的解毒功能，能促使重金属离子从肾排出，减少其对肾的损害。

● 增强免疫功能

硒是一种强效的免疫调节剂，能刺激人体的体液免疫和细胞免疫，增强机体免疫功能，这对于防止肾病患者出现感染很重要。

● 保护心血管，改善肾病预后

心血管疾病会导致慢性肾病加重和恶化。而硒能保护血管内皮，降低心血管疾病的发生，对改善慢性肾病患者的预后意义重大。

每日的硒摄入量和食材推荐

● 每日推荐摄入量（RNI）/适宜摄入量（AI）

年龄	0岁~	0.5岁~	1岁~	4岁~	7岁~	11岁~	≥14岁
摄入量（微克/天）	15（AI）	20（AI）	25（RNI）	30（RNI）	40（RNI）	55（RNI）	60（RNI）

需要注意的是，女性孕期每天需要额外补充 5 微克的硒，而乳母需要额外补充 18 微克的硒，这对孕产妇、胎儿以及新生儿的健康都是非常重要的。

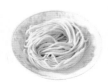 或 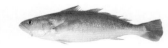 或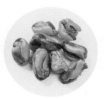

350 克手切面或 100 克大黄花鱼或 40 克干淡菜就能补充成年人每天所需的硒

● 富含硒的食材推荐（每 100 克可食部）

海参 63.9 微克	蛤蜊 54.3 微克	基围虾 39.7 微克	鳝鱼 34.6 微克	腰果 34.0 微克	鹌鹑蛋 25.5 微克

维生素E 抗氧化，保护肾细胞

维生素 E 又叫生育酚，是一种脂溶性维生素，也是一种抗氧化剂。对碱不稳定，主要来源于坚果种子、小麦胚芽以及植物油等。

维生素 E 对肾的作用

维生素 E 能清除自由基，防止体内过氧化物增多，减轻肾脏负担，并且对肾脏也有保护作用。

每日的维生素 E 摄入量和食材推荐

● 每日推荐摄入量（RNI）/适宜摄入量（AI）

年龄	0岁~	0.5岁~	1岁~	4岁~
摄入量（毫克/天）	3（AI）	4（AI）	6（AI）	7（AI）
年龄	7岁~	11岁~	14岁~	≥50岁
摄入量（毫克/天）	9（AI）	13（AI）	14（AI）	14（AI）

值得一提的是，乳母每天需要额外补充 3 毫克的维生素 E。

● 富含维生素 E 的食材推荐（每100 克可食部）

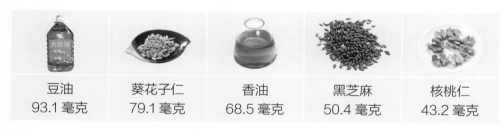

豆油	葵花子仁	香油	黑芝麻	核桃仁
93.1 毫克	79.1 毫克	68.5 毫克	50.4 毫克	43.2 毫克

维生素A 有助于辅治尿路感染

维生素 A 是一种脂溶性维生素，主要存在于动物性食物中。而一些植物性食物如西蓝花等蔬果中含有丰富的胡萝卜素，在体内可转化为维生素 A。

维生素 A 对肾的作用

维生素 A 是维持尿道健康所必要的物质，有助于抑制尿路细菌的生长，预防和辅治尿路感染，缓解因尿路感染引起的尿频、尿急或尿道灼热感。

每日的维生素 A 摄入量

● 每日推荐摄入量（RNI）/ 适宜摄入量（AI）

年龄	0 岁~	0.5 岁~	1 岁~	4 岁~
摄入量（微克 / 天）	300（AI）	350（AI）	310（RNI）	360（RNI）
年龄	7 岁~	11 岁~	14 岁~	≥18 岁
摄入量（微克 / 天）	500（RNI）	670（男）630（女）（RNI）	820（男）630（女）（RNI）	800（男）700（女）（RNI）

孕中晚期女性需维生素 A 770 微克 / 天，乳母需 1300 微克 / 天。

维生素B₆

降低肾结石风险

维生素 B₆ 又称吡哆素，是人体内某些辅酶的组成成分，参与多种代谢反应，尤其和氨基酸代谢有密切关系。富含维生素 B₆ 的食物有：鸡胸肉、黄豆、腰果、榛子、蛋黄、香蕉等。

维生素 B₆ 对肾的作用

研究发现，维生素 B₆ 可以干扰人体内草酸的生成，而草酸参与肾结石的形成。

每日的维生素 B₆ 摄入量

● 每日推荐摄入量（RNI）/ 适宜摄入量（AI）

年龄	0 岁~	0.5 岁~	1 岁~	4 岁~
摄入量（毫克 / 天）	0.2（AI）	0.4（AI）	0.6（RNI）	0.7（RNI）
年龄	7 岁~	11 岁~	14 岁~	≥50 岁
摄入量（毫克 / 天）	1.0（RNI）	1.3（RNI）	1.4（RNI）	1.6（RNI）

需要注意的是，女性孕期每天需要额外补充 0.8 毫克的维生素 B₆，而乳母需要额外补充 0.3 毫克的维生素 B₆。

水分 保持肾清洁
不可或缺的营养素

水是生命之源，我们常说"人是水做的"，人体体重的60%以上都是水。肾主水，调节人体水液代谢；水对肾的益处也不可忽略。

水对保护肾健康大有益处

● 多喝水能够帮助肾脏排毒

身体的废物主要是由肝脏和肾脏处理的，占身体1%的肾脏通常承担着全身1/4的废物排泄。肾将机体新陈代谢的废物通过尿液排出体外，而多喝水会加快尿液的排出，对预防结石、减轻肾的负担有益。另外，多喝水可稀释尿液，也是肾保健的好方法。

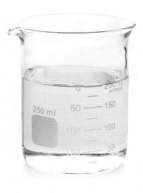

用这种带刻度的杯子喝水，一天喝1500~1700毫升

● 多喝水能够预防和辅治肾结石

肾结石是泌尿系统的常见疾病，除了与人体代谢环境、饮食、疾病等因素有关外，也与人体缺水或脱水有关。如果食物中的钙没有足够的水来分解、输送、排除，堆积在肾中会形成结石；水分不足会引起排尿减少，而尿酸过浓则会造成钙沉淀，导致结石。另外，某些肾损害会阻碍钙排出体外，日积月累形成结石。因此预防肾结石，饮水要足。

科学饮水才能更好地保护肾

● 随时携带瓶装水

肾病患者及老年人因本身器官功能的衰退，容易引起脱水，严重的话可能导致疲劳、昏厥，甚至威胁生命，因此需要及时补水。随身携带方便易拿的瓶装水，对经常外出的人而言看似普通，其实有很好的预防缺水的作用。

● 别等到口渴才喝水

老年人由于感知系统功能减弱，虽然体内已经缺水，但是不易感到口渴，饮水量也随之减少。这就容易导致机体缺水，严重的甚至导致脱水，对肾乃至全身都是一个危险因素。所以，即使不口渴，平时也要适时喝水，如饭后或吃零食后喝一杯温水或淡茶水。

喝水时间	喝什么	作用
早上6点半	白开水	早起一杯水，帮助机体排毒
上午9点~10点	绿茶	促进血液循环，提神
上午11点	白开水	补充水分，放松心情
下午1点	白开水	饭后半小时一杯水，帮助消化
下午3点	红茶	帮助消除机体疲劳感
下午5点~6点	白开水	增加饱足感，防止晚饭过量
晚上7点	普洱茶（熟）	帮助消化和吸收
晚上9点	白开水	睡前半杯水，补充夜晚水的需要

高脂肪 过多的脂肪摄入会加重肾损害

脂肪同样是人体不可缺少的基本营养素，但是现代人的脂肪摄入远远超过了人体正常推荐量，给身体健康带来很大的挑战。肥胖、高血压、血脂异常、糖尿病等都与脂肪摄入过多有很大关系，也给肾增加了负担。

脂肪摄入过多容易增加肾损害，诱发多种肾脏疾病

肾是人体内负责排泄废物和毒素的重要器官。吃得太油不仅会加重肾负担，还会引发肥胖，而肥胖会导致肾的脂肪含量增加、重量增加、体积增大，增加患糖尿病的风险。有近 40% 的糖尿病患者会出现糖尿病肾病，治疗很困难。另外，长期高脂肪饮食容易引发血脂异常，从而导致肾动脉粥样硬化，引发肾病。

不同年龄阶段脂肪摄入量

婴儿期	6 个月前，脂肪摄入占总热量的 45%～50%，6 个月～2 岁为 35%～40%；其中亚油酸摄入量不少于总热量的 3%
幼儿期	占总热量的 25%～30%
儿童期	
青少年期	
成年	占总热量的 20%～30%，同时胆固醇摄入量每天不超过 300 毫克
老年人	占总热量的 20%～30%，饱和脂肪酸摄入量不超过 10%，胆固醇摄入量每天不超过 300 毫克

减少食物中脂肪的方法

● 制作营养菜单

荤素搭配；多炖煮，少煎炸；主食多样，以谷类为主，粗细搭配。

● 选择脂肪少的肉

猪肉脂肪含量：小里脊＜后腿肉＜上前胛＜猪肩胛肉＜大里脊＜五花肉（除了小里脊外，其他都带肥肉）。

鸡肉脂肪含量：鸡胸肉＜鸡腿肉（去皮）＜鸡翅根＜鸡胸肉（带皮）＜鸡腿肉（带皮）。

牛肉脂肪含量：小里脊＜后腿肉＜上前胛＜后丘肉＜牛肩胛肉＜牛肋骨肉＜牛腰肉＜五花肉。

● 事先处理去掉脂肪

如吃鸡肉时，先去掉肥肉和鸡皮，放在沸水中焯烫，冷却后去除表面脂肪。

巧用烹饪方法去除脂肪
油炸→用烤箱烤
油炒→蒸、煮
油煎→用不粘锅烤制

关于饱和脂肪酸、单不饱和脂肪酸以及多不饱和脂肪酸摄入量的比例，大都建议为 1：1：1。多不饱和脂肪酸中，关于 ω-6 和 ω-3 系脂肪酸的摄入建议为（4：1）~（6：1）；ω-6 如亚油酸、花生四烯酸等，ω-3 如 DHA（二十二碳六烯酸）、EPA（二十碳五烯酸）、α-亚麻酸等。鱼类（尤其是深海鱼）、坚果类等食物中含有丰富的不饱和脂肪酸。

高钠

每天钠的摄入量控制在 1500 毫克之内，可减少肾病的发生

中医有"咸入肾"的理论，认为咸味的食物或药物有补肾的功能，但是，咸味怎么又会伤肾呢？原因在于咸味摄入过量会给肾带来危害。

盐摄入太多会增加肾脏负担

盐分的主要成分是钠，其代谢除了少部分是通过汗液及大便等排泄外，最主要的途径是通过肾脏代谢，随尿液排出。适量摄入钠对肾脏代谢的顺利进行很重要。如果长期盐（钠）摄入过多，导致体内水钠潴留，会加重肾脏的排泄负担。肾长时间超负荷运转，可能造成肾小管调节功能减退，尤其是肾功能不好的人食盐过多，还会加重肾衰、高血压、水肿症状。

健康人每日摄入钠 1400～1500 毫克

《中国居民膳食营养素参考摄入量》（2013 版）中，钠的适宜摄入量（AI）为成年人（18～50 岁）1500 毫克／天，换算成盐的量，为每天 3.8 克左右，而超过 50 岁的人则为 1400 毫克（3.5 克）。所以成年人每天的盐摄入量最好控制在 4 克左右。

另外，肾病患者每天盐的摄入量最好控制在 3 克以内。但是，限盐不是禁盐，长期禁盐可能造成低钠血症，导致脑水肿、抽搐等症状。

烹饪技巧帮你限盐

● 食物先做好，蘸调味料吃

食物不加盐，先做好，吃的时候蘸取含盐分适量的调味品吃，既美味，又减少了盐分的摄入。

● 晚点放盐

烹饪菜肴时过早放盐，盐分很容易渗入食物中，食用时咸度感觉不明显，更容易增加盐的摄入。起锅时加盐，咸度控制得当，味道也能出来。

● 用其他调味品代替食盐

炒菜时尽量不加糖，因为甜味会掩盖食物的咸味，从而增加盐分摄入。另外，烹饪时滴几滴醋，做出的菜不会食之无味，还可以促进消化、减少维生素的流失。烹饪菜肴时，用花椒、葱、姜、蒜、番茄汁、芥末等调味品代替盐，既增加了食物的味道，还能防止盐分摄入过多。

减少盐摄入的窍门

1. 很多调味料，如椒盐、豆豉、辣椒酱、蚝油、酱油、老抽等含有较高的盐分，在使用时要相应减少用量。另外，像酸菜、咸菜、泡菜等腌制食品中盐含量也不少，要少吃。
2. 做凉拌菜的时候，适当撒一些芝麻、核桃碎、花生碎等，可以增加风味，缓解少盐的寡淡。
3. 饭后适当吃一些富含钾的水果，如香蕉、猕猴桃等，可促进盐分的排泄。

PART 3

养肾护肾的食材

谷豆类

小米

健脾益肾，缓解尿频尿急

性味归经
性凉，味甘、咸，归脾、胃、肾经。

推荐用量
每天 50~100 克。

每 100 克可食部含量	
热量	361 千卡
蛋白质	9.0 克
脂肪	3.1 克
胡萝卜素	100 微克
锌	1.9 毫克
硒	4.7 微克

注：数据来源于《中国食物成分表标准版》（第6版），后同。

为什么适宜吃

养肾气、利小便

中医认为，小米有滋养肾气、清虚热、利小便等功效。《滇南本草》记载小米："主滋阴，养肾气"。

人群须知

推荐人群： 失眠、体虚以及脾胃虚弱者。

慎食人群： 气滞者以及小便清长者。

护肾小偏方

小米 100 克，红糖适量。小米淘净，放入开水锅内，大火烧开后转小火煮至粥黏，加适量红糖搅匀，煮开即可。此方可健脾益肾、补中益气、改善气色。

营养巧搭配

小米　　　牡蛎

小米滋养肾气效果佳，牡蛎富含能强肾固精的锌。二者搭配能起到养肾护肾作用。

小米牡蛎粥

材料　小米 100 克，牡蛎肉 50 克。

调料　盐 1 克。

做法

1 小米洗净；牡蛎肉洗净，用盐水浸泡 20 分钟，捞出备用。

2 锅中倒入清水，将小米倒入水中煮粥。

3 牡蛎放入小米粥中，继续熬煮，用小火熬一会儿即可。

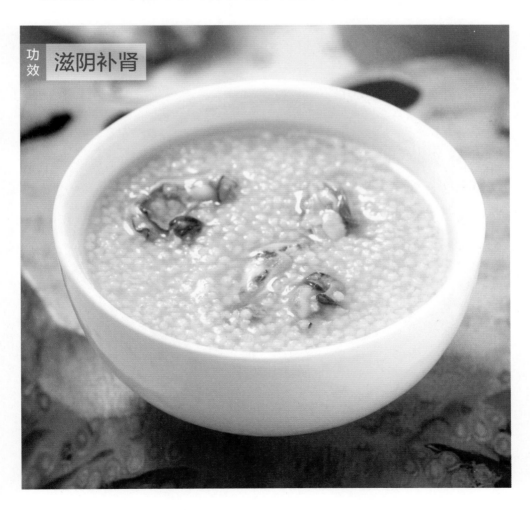

功效　滋阴补肾

荷香小米蒸红薯

材料　小米80克，红薯250克，荷叶1张。

做法

1　红薯去皮，洗净，切条；小米洗净，浸泡半小时；荷叶洗净，铺在蒸屉上。

2　红薯条在小米中滚一下，裹匀小米，排入蒸笼中。

3　蒸笼上汽后蒸半小时即可。

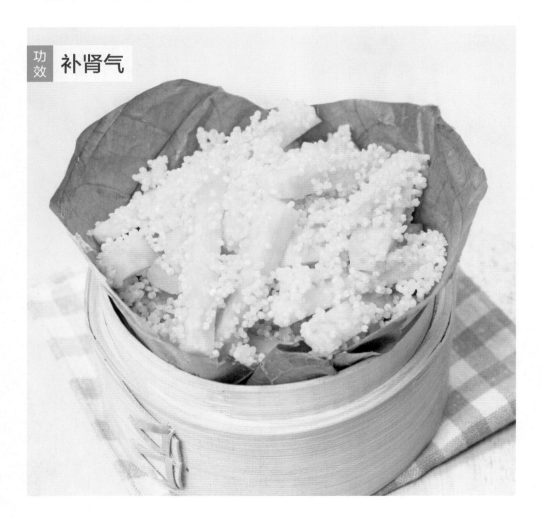

功效　补肾气

黑米

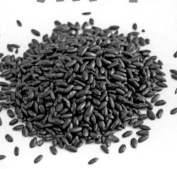

补血，益肾固精

性味归经	每100克可食部含量	
性平，味甘，归脾、肾经。	热量	341 千卡
	蛋白质	9.4 克
推荐用量	脂肪	2.5 克
每天 50 克。	维生素 B_1	0.3 毫克
	锌	3.8 毫克
	硒	3.2 微克

为什么适宜吃

补肾固精

黑米有滋阴益肾、益气强身、补肝明目、养精固涩的功效，可以作为防病强肾的滋补佳品。

人群须知

推荐人群： 白发、女性产后虚弱、病后体虚、贫血者。

慎食人群： 脾胃虚弱者。

护肾小偏方

黑米 300 克淘洗干净，沥干，炒至米粒露出白心，凉凉，密闭存放。食用时，取适量冲入开水，闷 15 分钟，趁温热饮用，有扶正固本的作用，适合肾虚患者服用。

营养巧搭配

黑米　　　　红枣

黑米和红枣都是养肾佳品，二者熬粥食用，能滋阴养心、补肾健脾。

黑米红枣粥

材料　黑米 80 克，大米 20 克，红枣 6 枚，枸杞子 5 克。

调料　白糖 5 克。

做法

1 黑米淘洗干净，浸泡 5 小时；大米洗净，浸泡 30 分钟；红枣洗净，去核；枸杞子洗净。

2 锅置火上，放入黑米、大米、红枣和适量清水，大火煮沸后转小火煮 1 小时，放枸杞子再煮 5 分钟，用白糖调味即可。

功效 **补肾滋阴**

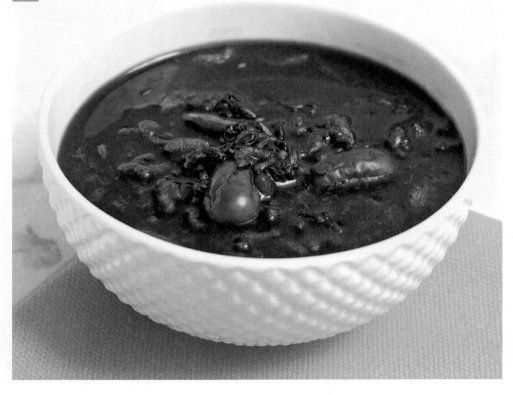

黑米面馒头

材料 面粉 200 克，黑米面 60 克，酵母 5 克。

做法

1 面粉和黑米面拌匀；酵母溶于水中，倒入面粉中揉成面团，发酵至原体积的 2 倍大。

2 面团放至案板上揉匀，然后搓成长条，切成数份，搓成馒头生坯。

3 馒头生坯放在打湿后拧干的屉布上，入蒸锅中，盖盖发酵20 分钟，开火蒸熟即可。

功效 **养精固涩**

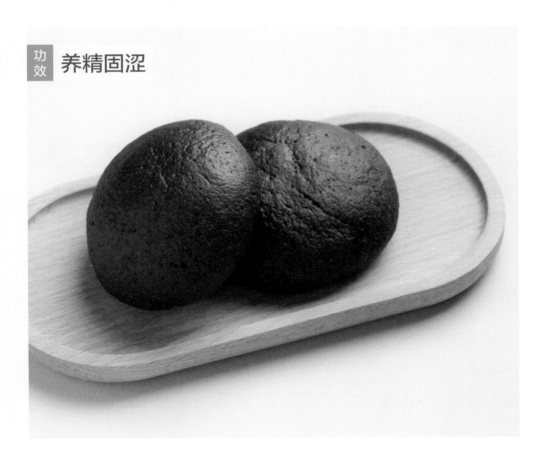

黄豆

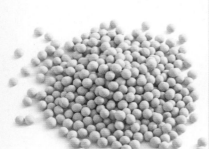

强筋益肾

性味归经

性平，味甘，归脾、胃、肾、大肠经。

推荐用量

每天 30～40 克。

每100克可食部含量	
热量	390 千卡
蛋白质	35.0 克
脂肪	16.0 克
膳食纤维	15.5 克
锌	3.3 毫克
硒	6.2 微克

为什么适宜吃

补肾强体

中医认为黄豆是"肾谷豆"，具有很好的补肾作用，肾虚者可以在平时适当吃些黄豆及其制品。

人群须知

推荐人群：更年期女性、脑力劳动者和减肥者。

慎食人群：严重肝病、肾病、痛风患者。

护肾小偏方

黄豆50克、绿豆20克，浸泡4小时，枸杞子10克，去核红枣2枚，洗净，打成豆浆。每天早晚各1次，有滋补肝肾、补气养血的功效。

营养巧搭配

黄豆　　**猪蹄**

黄豆中蛋白质和赖氨酸含量丰富，猪蹄中含有大量胶原蛋白，二者搭配，益肾养颜。

黄豆猪蹄汤

材料　黄豆 50 克，猪蹄 300 克。

调料　盐 3 克，料酒 8 克，葱段、姜片各 5 克。

做法

1　猪蹄放入沸水中煮去血水，洗净，刮去老皮，放入锅中，加清水煮沸。

2　黄豆洗净，用水浸泡 2 小时，放入锅中，再放入适量料酒、葱段、姜片，用中火煮 90 分钟。

3　调入盐，大火再煮 15 分钟即可。

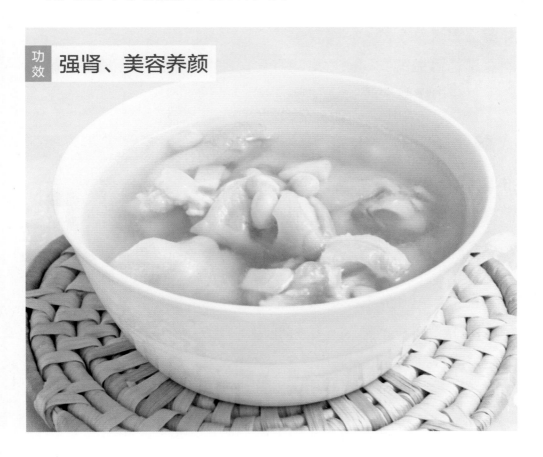

功效　**强肾、美容养颜**

黑豆

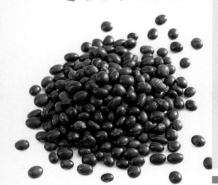

补肾益气

性味归经

性平，味甘，归脾、肾经。

推荐用量

每天 30 克。

每 100 克可食部含量	
热量	401 千卡
蛋白质	36.0 克
脂肪	15.9 克
膳食纤维	0.2 克
锌	4.2 毫克
硒	6.8 微克

为什么适宜吃

补肾、利尿

黑豆是补肾益气、利尿解毒的好食材，肾虚的人食用黑豆可解毒利尿，有效缓解尿频、腰酸等症状。

人群须知

推荐人群： 脾虚水肿、脱发肾虚者。
慎食人群： 尿酸过高者、高钾血症患者。

护肾小偏方

桑葚、黑豆各 15 克。将桑葚和黑豆一同用水煎服，可补肾益精、缓解眩晕，用来辅治肾虚或血虚引起的眩晕等症状。

营养巧搭配

黑豆　　　　紫米

黑豆补肾益气，紫米有补血养颜、益气补中的效果，二者搭配食用，可温阳暖肾、美容养颜。

黑豆紫米粥

材料　紫米 75 克，黑豆 50 克。

调料　白糖 5 克。

做法

1 黑豆、紫米洗净，浸泡 4 小时。

2 锅置火上，加适量清水，大火烧开，加紫米、黑豆煮沸，转小
火煮至粥熟，撒白糖拌匀。

功效　**养肾补血**

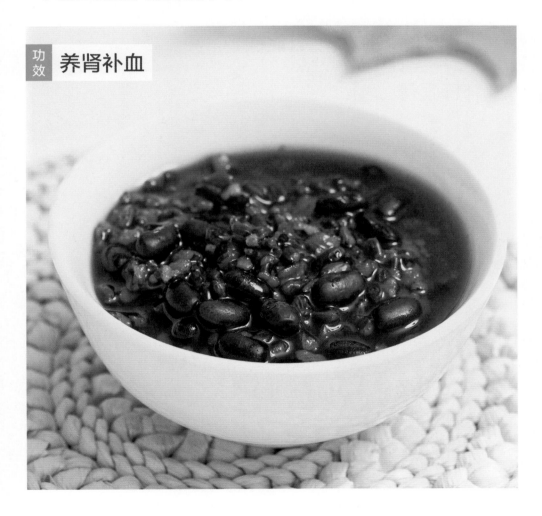

黑豆杜仲羊肾汤

材料 羊肾 200 克，黑豆 60 克，杜仲 10 克。

调料 姜片 9 克，小茴香 3 克。

做法

1 羊肾对半剖开，清洗干净，切片；黑豆洗净，浸泡 4 小时。

2 杜仲、姜片、小茴香一起装入纱布袋中，扎好袋口，放入锅中，加适量水，放入黑豆，煎煮 50 分钟。

3 加入羊肾片，煮至豆烂后拿掉药包即可。

功效 补肾强骨

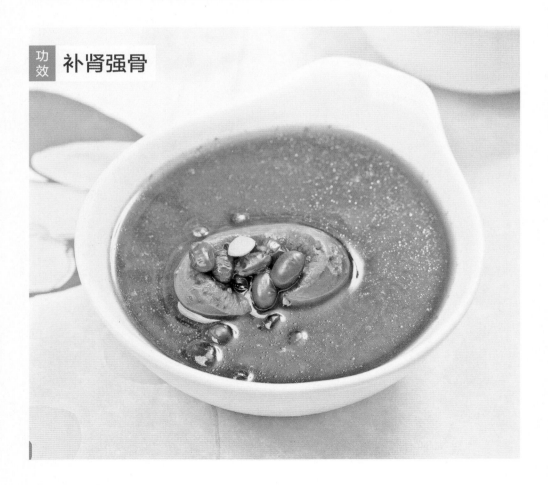

蔬菜及菌类

韭菜

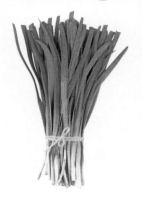

补肾阳，暖腰膝

性味归经

性温，味辛，归肝、胃、肾经。

推荐用量

每天 100~150 克。

每100克可食部含量	
热量	25 千卡
蛋白质	2.4 克
脂肪	0.4 克
胡萝卜素	1596 微克
锌	0.3 毫克
硒	1.3 微克

为什么适宜吃

补肾助阳

韭菜被称为"壮阳草"，有固涩、补肾、助阳、固精等补肾功效，其所含硫化物有助于提高人体免疫力。

人群须知

推荐人群： 阳痿、早泄、遗精、多尿者。
慎食人群： 阴虚火旺者以及胃溃疡患者。

护肾小偏方

新鲜韭菜 60 克，大米 100 克。韭菜洗净、
切段，大米淘净。大米煮粥，待粥沸后加入韭菜段、适量盐同煮成粥，温热服用，对遗尿、遗精有一定调理功效。

营养巧搭配

韭菜　　　鸡蛋

搭配食用有补肾、壮阳、固精的效果。

韭菜鸡蛋盒子

材料 韭菜 300 克，鸡蛋 2 个，面粉 500 克。

调料 盐 2 克，胡椒粉 3 克。

做法

1 韭菜洗净，切末；鸡蛋洗净，磕入碗中，加少许盐，调成蛋液。

2 锅内倒适量油烧热，加入蛋液炒成块，盛出；将韭菜末加入鸡蛋块中，放胡椒粉调味制成馅。

3 面粉放盆中，加入适量温水，制成面团，醒 20 分钟。面团揉搓至无气泡，搓条，下剂子，擀成面皮。面皮中包入馅料，制成生坯。

4 平底锅放适量油烧至五成热，下入生坯，煎至两面金黄即可。

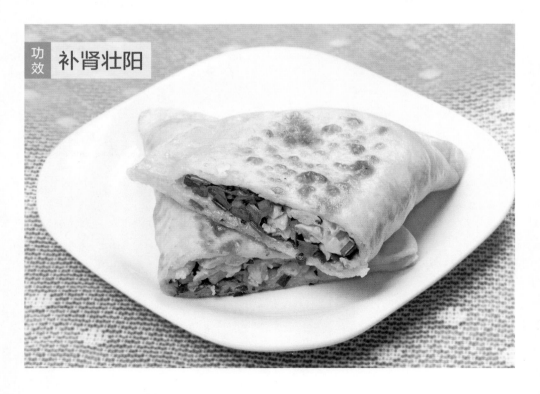

功效　补肾壮阳

豆腐干炒韭菜

材料 韭菜 250 克，豆腐干 200 克，虾皮 10 克。

调料 盐 2 克。

做法

1 豆腐干洗净，切条；韭菜洗净，用清水浸泡半小时，捞出切段。

2 炒锅置火上，倒油烧热，放入韭菜段、豆腐干条及虾皮，快速翻炒。

3 锅内放入盐炒至韭菜断生，装盘即可。

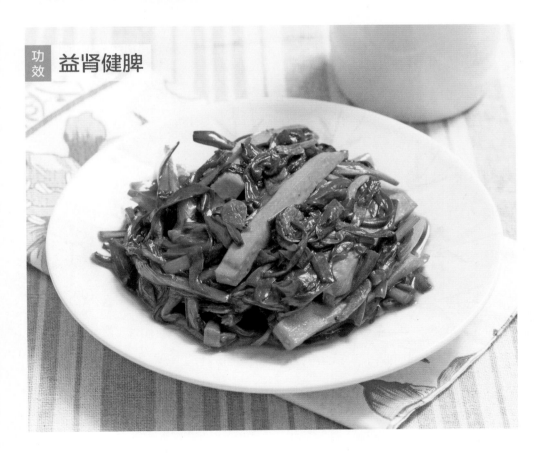

功效 **益肾健脾**

山药

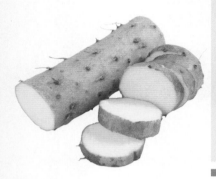

固精益气

性味归经

性平，味甘，归肺、脾、肾经。

推荐用量

每天 100 克。

每 100 克可食部含量	
热量	57 千卡
蛋白质	1.9 克
脂肪	0.2 克
维生素 C	5.0 毫克
锌	0.3 毫克
硒	0.6 微克

为什么适宜吃

益肾气

李时珍曾指出，山药"益肾气，健脾胃"，其所含的皂苷可滋阴补阳、促进新陈代谢，有助于增强肾的排毒功能。

人群须知

推荐人群： 腹泻、病后虚弱及慢性肾炎患者。

慎食人群： 身体燥热、便秘者。

护肾小偏方

鲜山药片、姜黄片各 7 克，蜂蜜少许。山药片和姜黄片捣成糊，用蜂蜜调匀。此方能够促进皮肤血液循环，外用有滋阴补肾、祛风散寒的功效。

营养巧搭配

 😊

山药　　乌鸡

有补虚劳、滋五脏、清虚热等作用。

山药乌鸡锅

材料 乌鸡1只，山药200克，枸杞子5克。

调料 盐3克，葱段、姜片各5克。

做法

1 山药去皮洗净，切片；乌鸡宰杀去内脏，洗净，焯烫后捞出，冲洗干净；枸杞子泡洗干净。

2 煲锅内加适量清水煮沸，放入乌鸡、姜片、葱段，大火煮沸后转小火煲约1小时，加山药片煮20分钟，加枸杞子续煲10分钟，加盐调味即可。

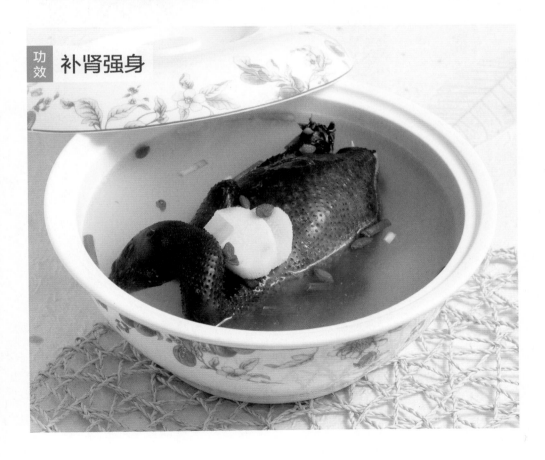

功效 **补肾强身**

山药糯米粥

材料 糯米 100 克，山药 150 克。

调料 白糖 3 克。

做法

1 糯米淘洗干净，浸泡 4 小时；山药洗净，去皮，切小丁。

2 锅置火上，加入适量水烧沸，放入糯米，煮沸后转小火慢煮至八成熟，加入山药丁熬煮至熟，加白糖调味即可。

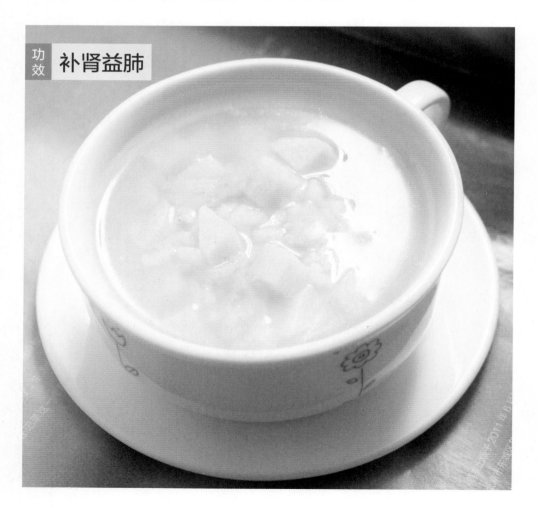

功效 补肾益肺

土豆

消除水肿，益肾健脾

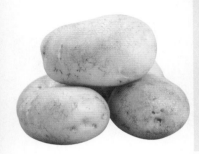

性味归经
性平，味甘，归脾、胃、大肠经。

推荐用量
每天 100~150 克。

每 100 克可食部含量	
热量	81 千卡
蛋白质	2.6 克
脂肪	0.2 克
维生素 C	14.0 毫克
锌	0.3 毫克
硒	0.5 微克

为什么适宜吃

补中益气、强身益肾

土豆有和胃调中、益气健脾、强身益肾、活血消肿等功效，能辅助治疗肾虚引起的便秘、神疲乏力等症状。

人群须知

推荐人群：胃病、心脏病、肾病患者以及减肥者。

慎食人群：易腹泻者、高钾血症者。

营养巧搭配

土豆　　　牛肉

土豆补中益气，牛肉含锌，搭配同食，有健脾益肾的作用。

护肾小偏方

土豆 150 克。土豆洗净，煮熟，去皮，捣成泥，轻抚于眼部周围，10~15 分钟后取下，用清水洗净。坚持每 2 天做 1 次。可以缓解因肾虚导致的黑眼圈。

牛尾烧土豆

材料 牛尾 400 克，土豆 100 克，白萝卜 130 克，芹菜梗、洋葱各 40 克，胡萝卜 25 克。

调料 盐 3 克，咖喱粉 5 克，花椒水 10 克。

做法

1 牛尾洗净，剁成段，用开水焯透；芹菜梗洗净，切成马蹄形段；洋葱洗净，切丁；胡萝卜洗净，去皮，切片；土豆、白萝卜洗净，去皮，切条。

2 锅置火上，放油烧热，放洋葱丁、咖喱粉炒香，添水适量，放入牛尾段、胡萝卜片，炖至八成熟后再放入花椒水。

3 放土豆条、白萝卜条，待土豆条、胡萝卜条烧至酥烂，再加入芹菜梗烧 4~6 分钟，调入盐即可。

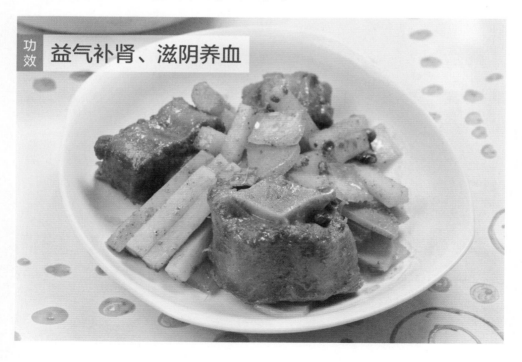

功效 **益气补肾、滋阴养血**

土豆鸡肉粥

材料　鸡肉 50 克，大米、土豆各 100 克。

调料　盐适量。

做法

1 大米淘洗干净，浸泡备用；鸡肉洗净，切块，焯水；土豆洗净，去皮，切块。

2 锅中加水煮沸，放入鸡肉块，小火煮 20 分钟，捞出沥干；把大米、土豆块倒入鸡汤锅中，煮沸后转小火熬至黏稠，加盐调味，放入鸡块即可。

功效 **护肾养肾**

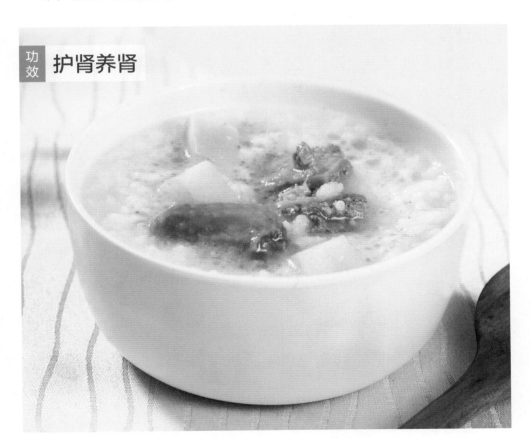

芋头

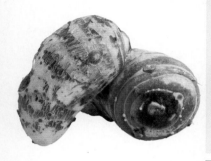

补肾，养心

性味归经		每100克可食部含量	
性平，味甘、辛，归胃经。		热量	56 千卡
		蛋白质	1.3 克
推荐用量		脂肪	0.2 克
每天 100 克。		膳食纤维	1.0 克
		锌	0.2 毫克
		硒	0.9 微克

为什么适宜吃

补气益肾

芋头中富含 B 族维生素、维生素 C 等成分，有补气益肾、添精益髓等功效，对慢性肾炎有一定食疗作用。

人群须知

推荐人群： 身体虚弱者。

慎食人群： 过敏体质及小儿食滞、胃纳欠佳者以及糖尿病患者。

护肾小偏方

芋头、糯米各 50 克，白糖适量。芋头削皮、洗净、切小块，糯米淘净，同煮粥，待熟后加白糖调味服食。经常服食可补脾胃、益肝肾。

营养巧搭配

芋头　　　　猪肉

芋头可补中益气，搭配猪肉食用，能补气益肾。

芋头瘦肉香粥

材料　大米 100 克，芋头 80 克，猪瘦肉 50 克。

调料　盐 2 克，葱花 5 克，料酒 8 克。

做法

1 芋头去皮，洗净，焯水，捞出切块；猪瘦肉洗净，切小丁。

2 大米淘洗干净，放入沸水中煮成稀粥。

3 锅置火上，倒油烧热，下入瘦肉丁，烹入料酒炒熟。

4 瘦肉丁放入粥锅中，加入芋头块熬煮，待米粥黏稠，调入盐，撒上葱花即可。

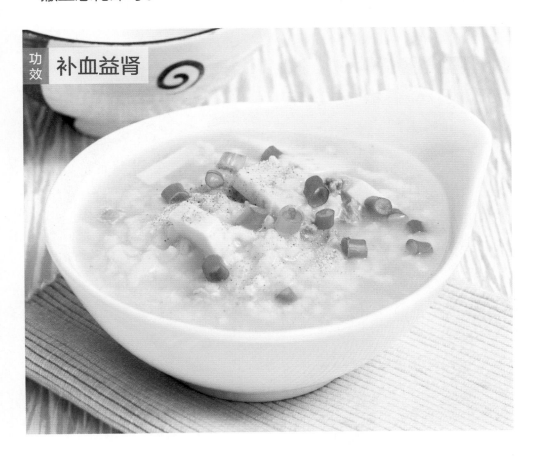

功效　补血益肾

芋头椰汁西米露

材料　芋头 200 克，西米 70 克，椰汁 300 克。

调料　白糖适量。

做法

1 芋头去皮、洗净，切小块；西米洗净。

2 锅内加水置火上，烧开，放入芋头块小火熬煮 15 分钟。

3 捞出芋头块，凉凉；将西米放入煮过芋头的锅中，小火熬煮，至半透明时关火，闷至全透明，捞出沥干，冷水冲凉。

4 另取锅加水烧开，加适量白糖，加入煮好的芋头块、西米和椰汁，煮开即可。

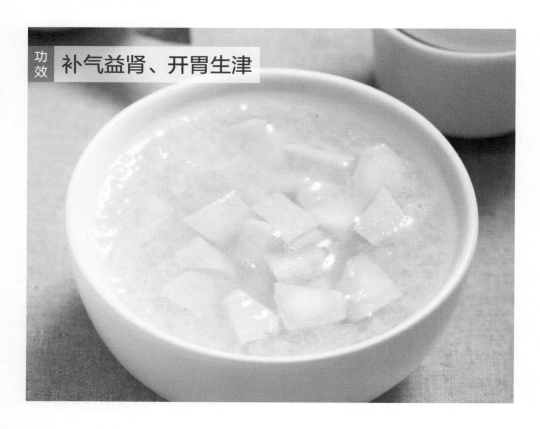

功效　补气益肾、开胃生津

豇豆

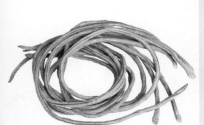

补肾，生津

性味归经	每100克可食部含量	
性平，味甘、咸，归脾、肾经。	热量	32 千卡
	蛋白质	2.2 克
推荐用量	脂肪	0.3 克
每天 100 克。	胡萝卜素	526 微克
	锌	0.4 毫克
	硒	0.7 微克

为什么适宜吃

健脾补肾

豇豆有健脾补肾之效，适用于脾胃虚弱、尿频、遗精、泻痢等症。《本草纲目》中说豇豆能"理中益气，补肾健胃，治吐逆泄痢、小便频数。"

人群须知

推荐人群： 肾虚、糖尿病、带下、白浊等患者。

慎食人群： 气滞腹胀者。

护肾小偏方

带皮干豇豆 100 克，洗净后放入锅中，加适量水，大火烧开后转小火熬煮 20 分钟，取汤饮用，可以生津止渴，辅助治疗糖尿病性肾病等。

营养巧搭配

豇豆　　玉米

豇豆理中益气，玉米富含维生素C、玉米黄素，有较好的抗氧化作用。二者搭配食用可补肾固涩。

豇豆炒玉米

材料 鲜玉米粒 100 克，豇豆 150 克，胡萝卜 25 克。

调料 盐 3 克，葱末、蒜末各 5 克，水淀粉 10 克。

做法

1 豇豆洗净，去头尾，切小段；胡萝卜洗净，去皮，切丁。

2 锅中倒油烧热，爆香葱末、蒜末，将豇豆段炒软后，倒入胡萝卜丁翻炒。

3 倒入玉米粒炒匀，加盐炒熟，用水淀粉勾芡即可。

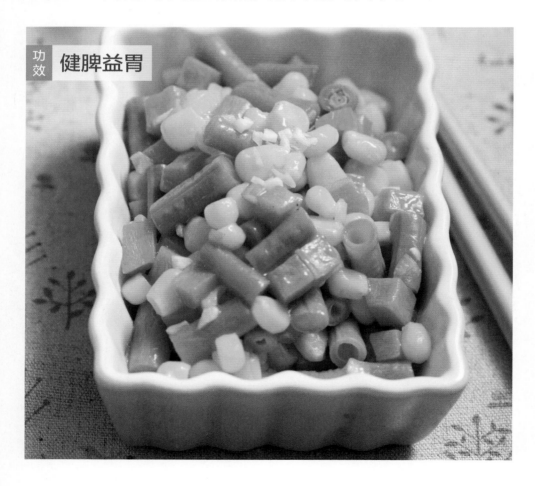

功效 **健脾益胃**

炝豇豆海米

材料 豇豆 200 克，泡发海米 30 克。

调料 葱丝、姜丝各 5 克，花椒 4 克。

做法

1 豇豆洗净，切段，放入沸水中焯烫片刻，捞出过凉；锅内倒油烧热，放入花椒炸香即为花椒油。

2 豇豆段、海米、葱丝、姜丝放入盘中，淋上花椒油，加入盐拌匀即可。

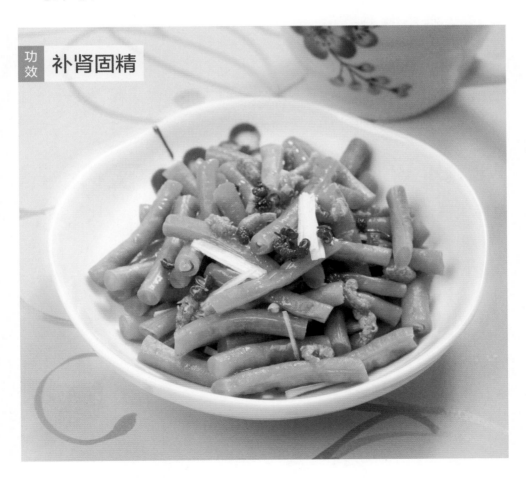

功效 **补肾固精**

莲藕

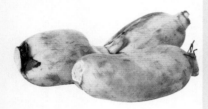

滋阴益肾，健脾胃

性味归经	
生用性寒，熟用性温，味甘，归脾、胃、心经。	
推荐用量	
每天 100 克。	

每100克可食部含量	
热量	47 千卡
蛋白质	1.2 克
脂肪	0.2 克
膳食纤维	2.2 毫克
维生素 C	19.0 毫克
锌	0.2 毫克

为什么适宜吃

滋阴益肾、健脾胃

生藕清热除烦、凉血止血、补脾开胃；熟藕滋阴养胃、补心益肾、益气养血、健脾止泻。

人群须知

推荐人群： 体质虚弱、慢性腹泻者以及女性脾肾亏者。

慎食人群： 大便溏泻者不宜生吃。

护肾小偏方

莲藕 250 克，猪脊骨 300 克，一起炖熟食用。对防治肾病患者气血衰弱有益。

营养巧搭配

莲藕　　　　玉米

玉米有调中开胃、利尿消肿等功效，与莲藕搭配食用可滋补肾阴。

莲藕排骨玉米粥

材料 莲藕 250 克，猪排骨 300 克，鲜玉米粒 100 克。

调料 盐 3 克，生姜 3 片，葱花、料酒各适量。

做法

1 鲜玉米粒洗净，用水浸泡 30 分钟；莲藕刨去外皮，切薄片；猪排骨洗净放锅中，加入清水，放料酒、姜片，大火烧开，捞出排骨冲去浮沫。

2 猪排骨、莲藕片、玉米粒一起放入锅中，加入足量清水，炖至排骨酥烂，米汤黏稠。加盐调味，最后撒入葱花拌匀即可。

功效 **健脾益肾、开胃**

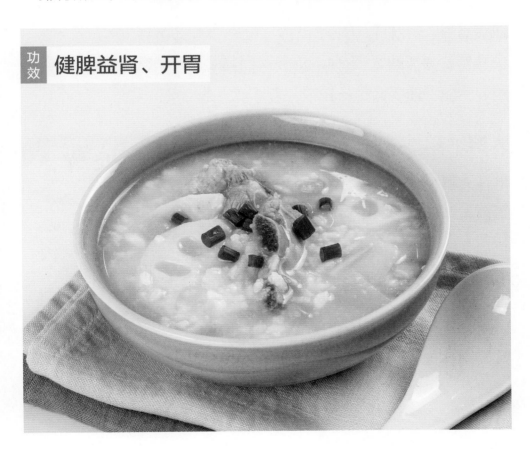

胡萝卜

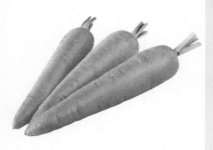

强肾益气

性味归经	每100克可食部含量	
性平，味甘，归肺、肝、脾经。	热量	39 千卡
	蛋白质	1.0 克
	脂肪	0.2 克
推荐用量	胡萝卜素	4130 微克
每天 100 克。	锌	0.2 毫克
	硒	0.6 微克

为什么适宜吃

补脾益肾

胡萝卜可清热解毒、壮阳补肾、补肝明目。《医林纂要》中记载，胡萝卜能"润肾命，壮元阳，暖下部，除寒湿"。

人群须知

推荐人群： 眼干眼涩、脾虚者。

慎食人群： 皮肤黄染者。

护肾小偏方

大米 50 克，胡萝卜、核桃仁各 30 克，牛奶 200 克。大米淘净、浸泡，胡萝卜洗净、切块，与核桃仁一起打成浆，加牛奶搅匀。每日 1~2 次，对肾虚、尿频、咳嗽等症有益。

营养巧搭配

 ☺

胡萝卜　　　肉类

胡萝卜与富含脂肪的肉类食物搭配食用，可以提高胡萝卜素的吸收利用。

胡萝卜炖牛腩

材料 胡萝卜200克，牛腩400克。

调料 葱段、姜片各10克，大料2个，盐3克，料酒15克，香油5克。

做法

1 胡萝卜洗净，去皮，切滚刀块；牛腩洗净，切块，入沸水中焯去血水，捞出。

2 锅中倒油烧热，炒香姜片、葱段、大料、牛腩块、料酒，加水炖1小时，加胡萝卜块用中小火烧30分钟，待牛腩烂熟时，加盐和香油调味即可。

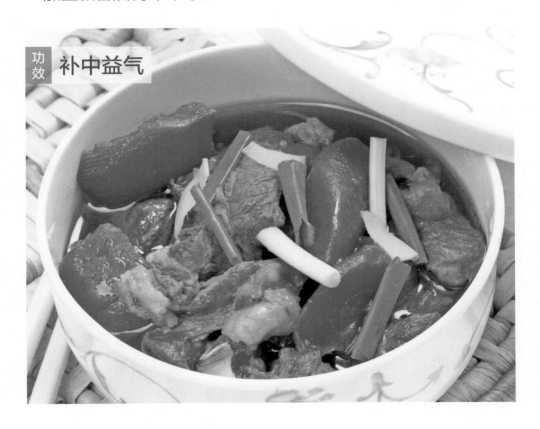

功效 补中益气

姜

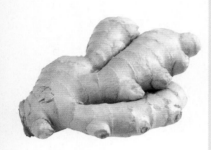

补肾壮阳

为什么适宜吃

补虚壮阳

姜作为药食两用的食材，有温暖身体、解表散寒的功效，可帮助体虚的人温补脾肾。

人群须知

推荐人群： 食欲缺乏者，晕车、恶心、呕吐者。

慎食人群： 痔疮患者。

营养巧搭配

 ☺

| 姜 | 羊肉 |

二者搭配可以提高人体免疫能力、补肾益气。

护肾小偏方

黄豆芽 50 克，大米 100 克，生姜 10 克。生姜洗净，切丝；黄豆芽洗净，除根须；大米洗净。将材料放锅内，加清水烧沸，小火煮至米熟但不开花。长期服用，有助于改善肾功能，预防糖尿病性肾病。

羊肉姜粥

材料 大米 100 克，熟羊肉 60 克，姜末 15 克。

调料 葱末、料酒各 5 克，盐少许。

做法

1 熟羊肉切粒；大米洗净，浸泡 30 分钟。

2 锅中加水烧开，放入大米煮成粥。

3 锅中倒油烧热，加葱末、姜末爆香，下羊肉粒稍煸，倒入料酒炒熟；将羊肉倒入大米粥中，最后加盐调味即可。

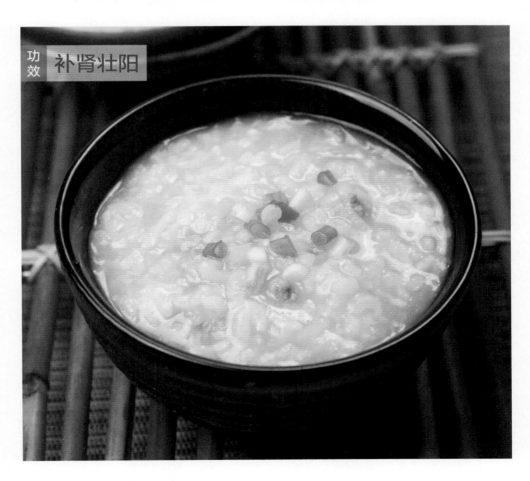

功效 补肾壮阳

香菇

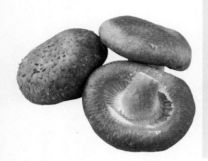

益肾补脾，增强免疫力

性味归经	

性平，味甘，归胃、肝经。

推荐用量	

每天 50 克（鲜）。

每100 克可食部含量	
热量	26 千卡
蛋白质	2.2 克
脂肪	0.3 克
维生素 B_2	0.1 毫克
锌	0.7 毫克
硒	2.6 微克

为什么适宜吃

补肝肾

香菇有补肝肾、健脾胃、益气血的功效，能促进肾正常的新陈代谢。

人群须知

推荐人群： 身体虚弱、久病气虚、食欲缺乏者。

慎食人群： 痛风患者。

护肾小偏方

干香菇 16 克，鹿衔草、金樱子根各 30 克。将三者一起放入锅中，加适量清水煎煮服用，每日 2 次。此方补虚消肿、收涩固精。

营养巧搭配

香菇　　　　豆腐

香菇补肝肾、益气血，豆腐能补虚清热、强骨利尿，二者搭配食用，可滋肝益肾。

香菇豆腐汤

材料　鲜香菇、油菜各 50 克，豆腐 400 克，鸡腿菇 60 克。

调料　盐 3 克，水淀粉 4 克，香油适量。

做法

1 鸡腿菇洗净，切片；豆腐洗净，切块；鲜香菇洗净，切块；油菜洗净，切片。

2 锅中倒油烧热，放入香菇块、鸡腿菇片略炒，加豆腐块、油菜片和适量水同煮 5 分钟，加盐调味，用水淀粉勾芡起锅，淋入香油即可。

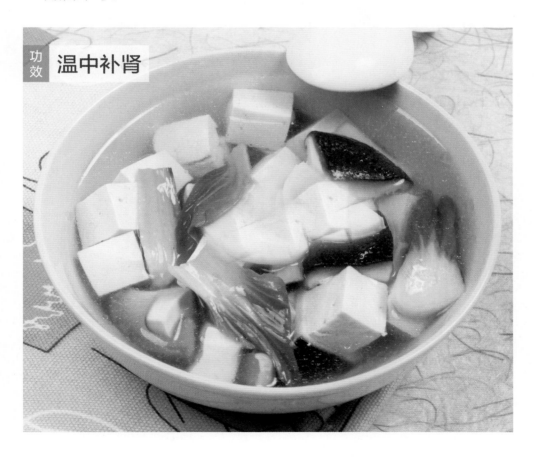

功效　**温中补肾**

香菇炒菜花

材料　菜花 300 克，鲜香菇 100 克。

调料　盐 3 克，葱末、姜末各 5 克，香油 4 克，水淀粉 15 克，
　　　　鸡汤适量。

做法

1　菜花去柄，洗净，切小朵，焯 3 分钟后捞出；鲜香菇去蒂，洗
　净，切条。

2　锅内倒油烧至六成热，下葱末、姜末煸香，倒入菜花和香菇
　条，加盐翻炒。

3　加入鸡汤，烧至菜花入味，用水淀粉勾芡，点香油即可。

功效 **补肝肾**

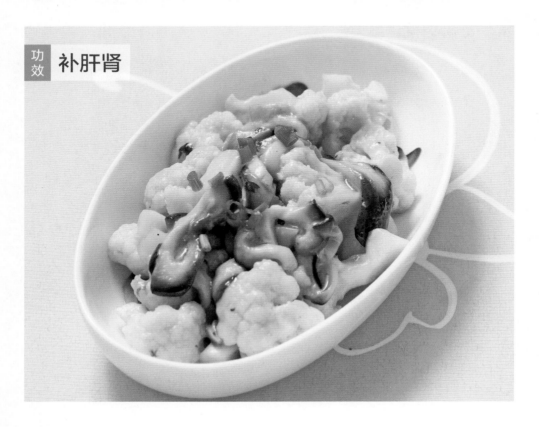

木耳

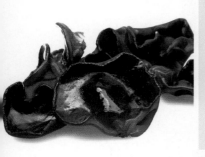

补血益肾

性味归经		每100克可食部含量	

性平，味甘，归肺、脾、大肠、肝经。

每100克可食部含量	
热量	27 千卡
蛋白质	1.5 克
脂肪	0.2 克
膳食纤维	2.6 克
锌	0.53 毫克
硒	0.46 微克

推荐用量

每天 50 克（水发）。

为什么适宜吃

补肾气、强肾壮阳

木耳富含膳食纤维、B 族维生素、锌等，有助于促排便、强肾补肾。

人群须知

推荐人群：心脑血管疾病、结石症患者。

慎食人群：慢性腹泻患者。

护肾小偏方

干木耳 5 克，柿饼 30 克。干木耳洗净泡发，与柿饼一起煮汤服用。适合肾虚型便秘者服用。

营养巧搭配

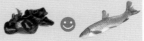

木耳　　　草鱼

木耳能活血抗凝，草鱼中富含不饱和脂肪酸，搭配食用有利于促进血液循环，提高肾功能。

木耳清炒鱼块

材料　净草鱼肉 300 克，水发木耳 20 克，柿子椒 30 克，蛋清 1 个。

调料　葱丝、姜丝、蒜片、白糖各 5 克，料酒 10 克，盐 3 克，淀粉适量。

做法

1 草鱼肉洗净切块，用蛋清、姜丝、料酒、淀粉和少许盐腌渍 20 分钟；柿子椒洗净，去蒂及子，切片。

2 锅置火上，加水烧开，下鱼块焯熟后捞出控干；木耳焯水后捞出。

3 锅内倒油烧热，爆香葱丝、蒜片，倒入鱼块，加盐、白糖翻炒，倒入木耳和柿子椒片，炒熟即可。

功效　补肾、缓解尿频

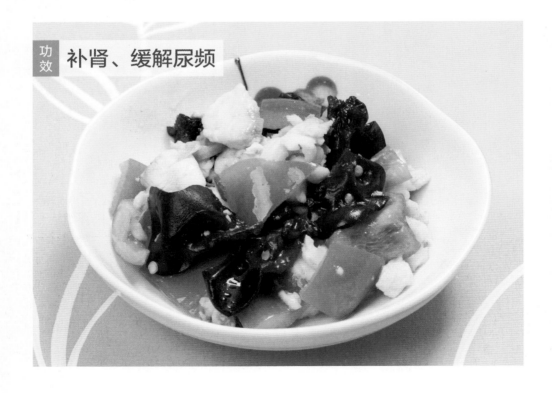

凉拌木耳

材料 水发木耳 200 克，柿子椒、红彩椒各 20 克。

调料 葱末、蒜末、盐各 3 克，生抽、白糖、醋各 5 克，香菜段、香油各少许。

做法

1 木耳择洗干净，撕小朵；柿子椒、红彩椒去蒂除子，切丝。

2 锅置火上，倒入清水煮沸，将木耳焯熟，捞出过凉，沥干。

3 将木耳、柿子椒丝、红彩椒丝和葱末、蒜末、盐、白糖、生抽、醋、香菜段、香油拌匀即可。

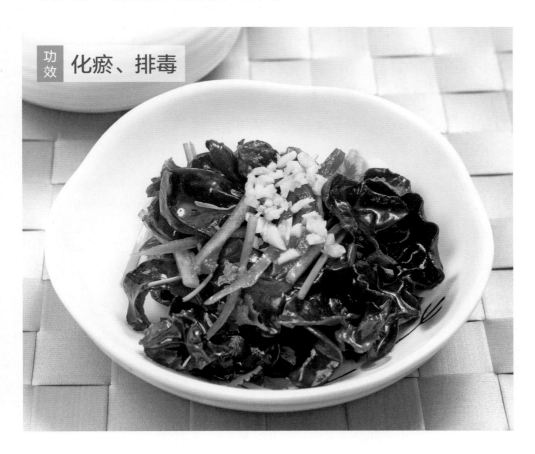

功效 化瘀、排毒

肉蛋类

猪瘦肉

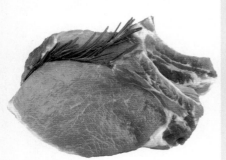

益肾生津，消除疲劳

性味归经	每100克可食部含量	
性平，味甘、咸，归脾、胃、肾经。	热量	143千卡
	蛋白质	20.3克
	脂肪	6.2克
推荐用量	烟酸	5.30毫克
每天40~75克。	锌	3.0毫克
	硒	9.5毫克

为什么适宜吃

益肾消肿

猪瘦肉有滋阴润燥、补肾养血、益气消肿等功效。《随息居饮食谱》中指出，猪瘦肉可"补肾液，充胃汁，滋肝阴，润肌肤，利二便，止消渴"。

人群须知

推荐人群：产后缺乳女性及儿童、青少年。
慎食人群：肥胖、心血管病患者。

护肾小偏方

猪瘦肉120克，菟丝子15克。将二者一同放入锅中加水煮烂，食肉喝汤。对肾虚引起的滑精症状有缓解作用。

营养巧搭配

猪瘦肉　　　　芦笋

芦笋富含多种维生素和微量元素，与猪瘦肉搭配，有补肾、利尿、健脾等作用。

里脊炒芦笋

材料 猪里脊肉 150 克，芦笋 3 根，水发木耳 50 克。

调料 盐 3 克，蒜片、胡椒粉各少许。

做法

1 水发木耳洗净，切丝；猪里脊肉洗净，切条；芦笋洗净，切段。

2 锅烧热，加入植物油，爆香蒜片，再放入里脊肉条、芦笋段和木耳丝翻炒均匀，加入盐和胡椒粉调味即可。

功效 **补肾强体**

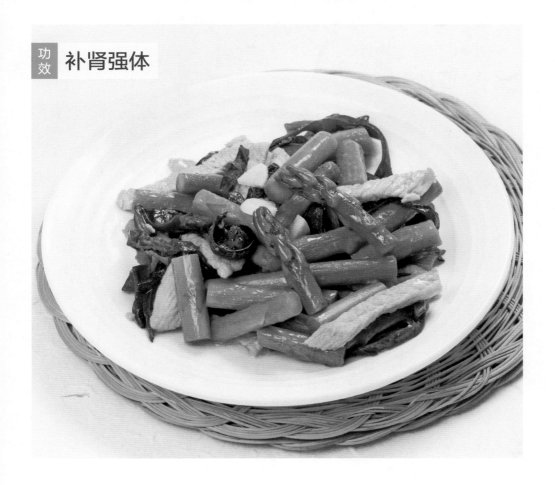

红烧排骨

材料 猪排骨 500 克。

调料 盐 4 克，葱末、姜末各 5 克，大料 8 克，白糖 10 克，酱油、料酒各 15 克。

做法

1 猪排骨洗净，切段，焯去血水；锅内倒油烧热，放入白糖，用铲子搅动至化开，倒排骨段小火翻炒 2 分钟。

2 加姜末炒香，放酱油、料酒、大料、盐略炒，倒入适量水大火烧开，转小火焖至排骨肉烂，出锅前撒上葱末即可。

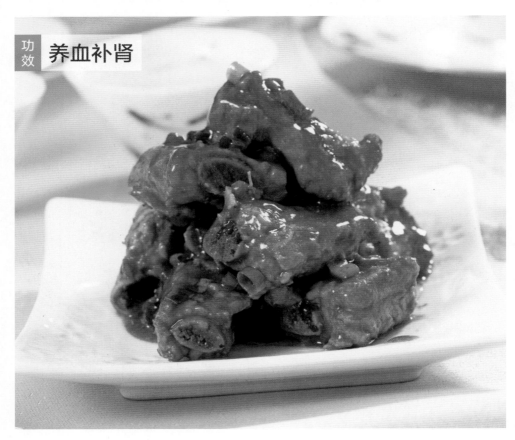

功效 **养血补肾**

羊肉

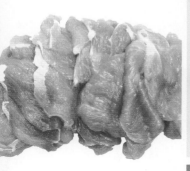

补肾虚，壮元阳

性味归经	每100克可食部含量	
性温，味甘，归脾、胃、肾经。	热量	139 千卡
	蛋白质	18.5 克
	脂肪	6.5 克
推荐用量	烟酸	4.4 毫克
每天 40～75 克。	锌	3.5 毫克
	硒	6.0 微克

为什么适宜吃

补肾壮阳、抵御寒冷

羊肉性温，可增加人体热量，抵御寒冷，帮助脾胃消化，加上其营养丰富，可起到补肾壮阳的作用。

人群须知

推荐人群： 体虚胃寒、阳虚怕冷、腰膝酸软、贫血等患者。

慎食人群： 体内积热者及尿酸高者。

护肾小偏方

豆腐 400 克，羊肉 50 克，生姜 25 克，盐少许。将材料煮熟加盐即可，饮汤食肉及豆腐。对女性肾虚、身体虚弱、月经不调有益。

营养巧搭配

 ☺

羊肉　　　　　白萝卜

二者同食不仅可以中和羊肉的热性，还可以使羊肉中的营养更易被人体消化吸收。

萝卜炖羊肉

材料　羊肉 300 克，白萝卜 200 克。

调料　葱段、姜片各 20 克，花椒 2 克，盐 3 克，香油少许。

做法

1 羊肉和白萝卜分别洗净，切块。

2 锅置火上，加水烧开，放入羊肉块焯水，撇去浮沫，捞出洗净。

3 砂锅加水置于火上，将羊肉块、白萝卜块、葱段、姜片、花椒放砂锅中，锅开后转小火慢炖至肉酥烂，加入盐、香油调味即可。

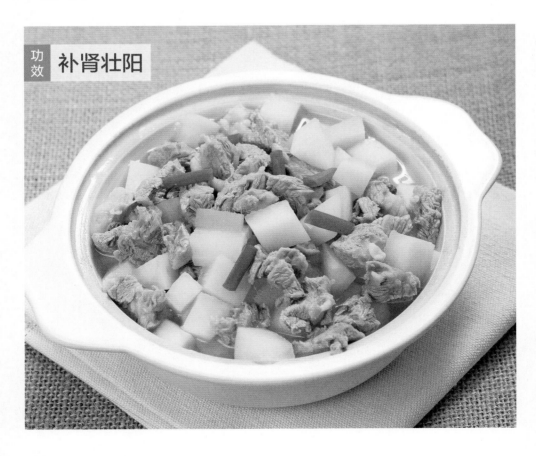

功效　补肾壮阳

98

手抓羊肉

材料 羊肉 500 克。

调料 盐 4 克，姜片、葱段各 15 克。

做法

1 羊肉切大块，用清水冲洗干净，冷水下锅，大火烧开，去浮沫，加入盐、姜片、葱段。

2 小火慢炖，待葱快烂时用筷子夹出，煮至肉软烂后捞出装盘即可。

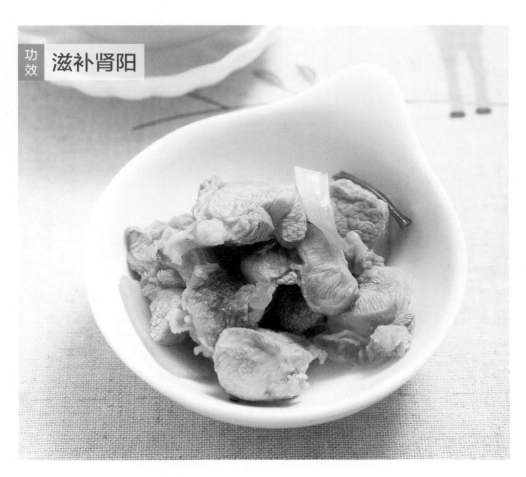

功效 **滋补肾阳**

鸭肉

补肾虚，消水肿

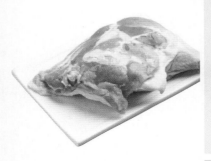

性味归经

性凉，味甘、微咸，归脾、肺、肾经。

推荐用量

每天 40~75 克。

每 100 克可食部含量	
热量	240 千卡
蛋白质	15.5 克
脂肪	19.7 克
维生素 A	52 微克
锌	1.3 毫克
硒	12.3 微克

为什么适宜吃

滋阴补肾、消水肿

鸭肉能滋阴补肾，还可补虚生津、利尿消肿，对阴虚内热引起的便秘、食欲不振、水肿等有益。

人群须知

推荐人群：水肿、产后病后体虚、慢性肾炎水肿等患者。

慎食人群：体质虚寒者及痛风患者。

护肾小偏方

鸭腿1只，山药200克。山药去皮、洗净、切长条，鸭腿切块，放入姜片、葱段一起炖。有补肾、健脾胃的功效。

营养巧搭配

 😊

鸭肉　　芋头

芋头补气益肾，与鸭肉搭配食用，有滋阴补肾、补中益气之功效。

芋头烧鸭

材料　芋头 250 克，鸭腿 300 克。

调料　大料、老抽、白糖、葱段各适量，盐 2 克。

做法

1　芋头去皮洗净，切滚刀块；鸭腿切块，洗净，沥干水分。
2　锅内放油烧热，下芋头块煎至表面微黄，盛出；烧热锅内余油，倒入鸭腿块翻炒至表面微黄，再放芋头块、老抽、白糖炒至上色，加热水、大料、盐烧开，焖熟，撒葱段即可。

功效　**补虚护肾**

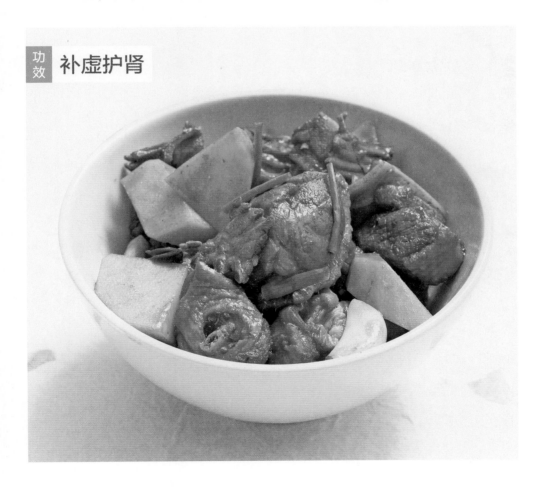

莲藕老鸭汤

材料　老鸭1只，莲藕300克，水发木耳60克。

调料　盐3克，姜片5克，料酒8克。

做法

1 莲藕洗净去皮，切块；木耳择洗干净，撕成朵；老鸭收拾干净，切块。

2 鸭块放入砂锅中，加姜片、料酒、适量水，大火煮沸，转小火炖至八成熟，放入莲藕块、木耳煮熟，用盐调味即可。

功效　**健脾护肾**

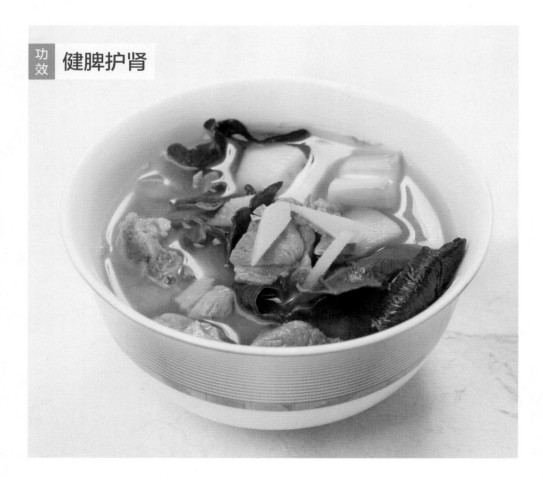

乌鸡

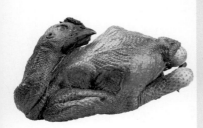

健脾胃，补肾虚

性味归经	
性平，味甘，归肝、肺、肾经。	

推荐用量	
每天 40~75 克。	

每100克可食部含量	
热量	111 千卡
蛋白质	22.3 克
脂肪	2.3 克
维生素 B_2	0.2 毫克
锌	1.6 毫克
硒	7.7 微克

为什么适宜吃

补肝益肾

乌鸡有补肝益肾、益气补血、滋阴清热的作用。《本草纲目》中记载，乌鸡能"补虚劳羸弱，治消渴……"。

人群须知

推荐人群： 体虚血亏、肝肾不足、脾胃不健者。

慎食人群： 尿酸高者。

护肾小偏方

乌鸡1只，生姜、红枣各20克，枸杞子10克。乌鸡处理好，红枣、枸杞子、生姜洗净。将红枣、枸杞子、生姜纳入乌鸡腹中，放炖盅内，用小火炖至乌鸡肉熟烂，加盐即可。此方滋阴益气、补肾养颜，特别适合女性服用。

营养巧搭配

乌鸡	平菇

平菇可补脾益气、提高免疫力，搭配乌鸡食用，可养阴益气、益胃健脾。

平菇乌鸡汤

材料 乌鸡1只，平菇200克，枸杞子10克。

调料 盐3克，葱花、姜片各5克，胡椒粉适量。

做法

1 乌鸡洗净，切块；平菇洗净，撕成条。

2 锅置火上，加入适量水，放入乌鸡块、姜片，大火煮开，加入平菇条，再次煮开后转小火煮40分钟左右，加入枸杞子，大火煮10分钟，调入葱花、盐、胡椒粉即可。

功效 **补气强精、明目**

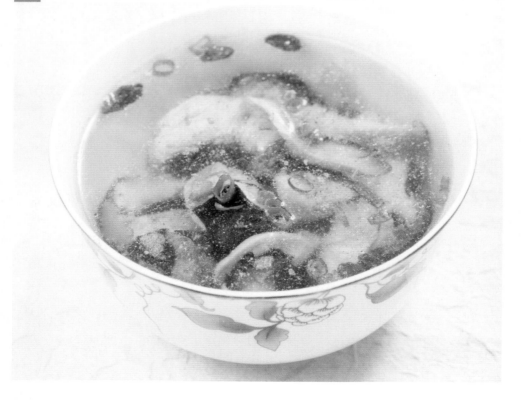

党参桂圆煲乌鸡

材料 乌鸡 300 克，党参 5 克，枸杞子、桂圆肉各 20 克。

调料 姜片、盐各适量。

做法

1 乌鸡洗净，切块，用沸水略烫煮；党参洗净，切段。

2 锅中放入鸡块、党参段、姜片、枸杞子、桂圆肉，加适量清水
　隔水蒸 2 小时，调入盐即可。

功效 **滋补肝肾**

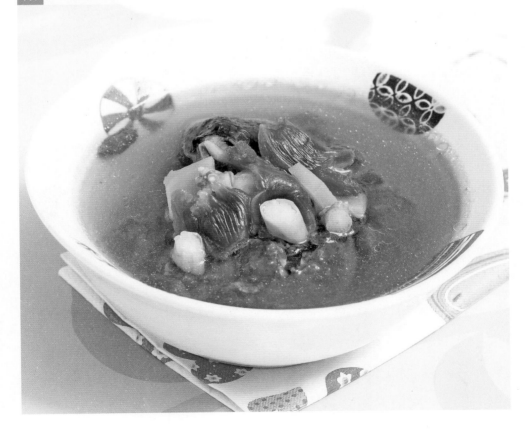

蚕蛹

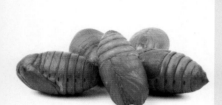

强腰膝，壮肾阳

性味归经	每100克可食部含量	
性温，味甘、咸，归脾、胃、肾经。	热量	230 千卡
	蛋白质	21.5 克
	脂肪	13.0 克
推荐用量	铁	2.6 毫克
每天 40 克。	锌	6.2 毫克
	硒	11.1 微克

为什么适宜吃

补肾壮阳

《千金食治》中说蚕蛹能"益精气，强男子阳道，……治泄精"。现代医学表明，蚕蛹富含蛋白质、多种维生素和微量元素，促进提高人体免疫力。

人群须知

推荐人群： 脾虚气弱、营养不良、身体消瘦、乏力者。

慎食人群： 易过敏体质患者。

护肾小偏方

核桃仁 150 克，蚕蛹 60 克。先将蚕蛹略炒一下，然后同核桃仁一起放入大碗内，加水适量，隔水蒸熟。随意服食。具有补肾健脾的功效。

营养巧搭配

蚕蛹　　　　韭菜

蚕蛹补肝肾、益精气，韭菜补肾壮阳，二者搭配能增强补肾效果。

蚕蛹炒韭菜

材料　蚕蛹 100 克，韭菜 200 克。

调料　盐 1 克，姜片、蒜片各 5 克，胡椒粉 2 克。

做法

1 蚕蛹洗净；韭菜择洗干净，切段。

2 锅置火上，爆香姜片、蒜片，放入蚕蛹煸炒。

3 加入韭菜段炒熟，加盐、胡椒粉调味即可。

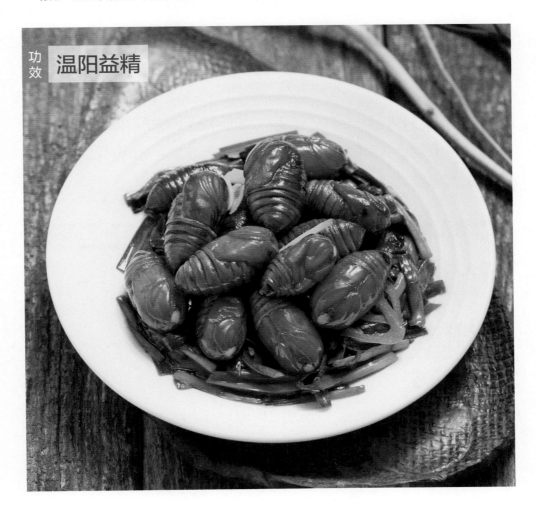

功效　温阳益精

鹌鹑蛋

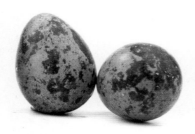

益气固肾

性味归经
性平，味甘、淡，归脾、肾经。

推荐用量
每天 6 个左右。

每 100 克可食部含量	
热量	160 千卡
蛋白质	12.8 克
脂肪	11.1 克
维生素 A	337 微克
锌	1.6 毫克
硒	25.5 微克

为什么适宜吃

益气补肾

鹌鹑蛋是滋补食品，被认为是"动物中的人参"，有益气补肾、健腰膝的功效，适用于气虚乏力、肾虚腰酸、遗精、头晕眼花、心悸失眠等症状。

人群须知

推荐人群：体质虚弱、营养不良、气血不足者。

慎食人群：血脂异常者。

护肾小偏方

鹌鹑蛋 2 个，打入杯内，放少许盐搅匀，用滚烫的沸水冲服。可温补肺肾，止咳定喘。

营养巧搭配

鹌鹑蛋　　　银耳

鹌鹑蛋与银耳同食，能强精补肾、益气养血、健脑强身。

银耳西蓝花炒鹌鹑蛋

材料 干银耳10克，西蓝花150克，熟鹌鹑蛋6个。

调料 盐2克，葱丝5克。

做法

1 银耳泡发洗净，去蒂，撕成小朵；西蓝花洗净，掰成小朵，焯烫后捞出；熟鹌鹑蛋剥壳，洗净。

2 锅放油烧热，爆香葱丝，加入西蓝花和银耳，翻炒均匀，加盐调味。

3 放入鹌鹑蛋，稍微翻炒均匀即可。

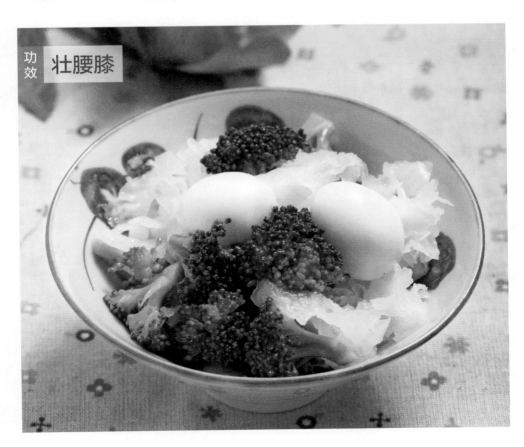

功效 **壮腰膝**

水产类

海参

调理肾阳不足

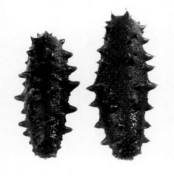

性味归经

性平，味甘、咸，归肺、肾经。

推荐用量

每天 40~75 克（水发）。

每100 克可食部含量	
热量	78 千卡
蛋白质	16.5 克
脂肪	0.2 克
维生素E	3.1 毫克
锌	0.6 毫克
硒	63.9 微克

为什么适宜吃

益肾、除湿

海参有补肾益精、除湿壮阳、通便利尿的作用，为肾阴肾阳双补之品。《本草从新》中述其"补肾益精，壮阳疗痿"。故凡肾虚之人，皆宜食之。

人群须知

推荐人群： 精力不足、营养不良者。

慎食人群： 痰多、便稀、咳嗽者。

护肾小偏方

海参15克，大米60克，葱、姜、盐各适量。将海参用温水泡发，洗净，切小块；大米洗净，放入锅内，加入海参、葱、姜、盐及适量水，熬煮成粥。有助于滋阴泻火，补精益气。

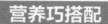

营养巧搭配

海参　　　　猪肉

猪肉益气补中，搭配海参食用，补肾益肾功效更佳。

海参猪肉

材料 猪瘦肉 100 克，海参 50 克，鸡蛋清 1 个。

调料 盐 2 克，淀粉 8 克，酱油 5 克，香油适量。

做法

1 海参泡发，洗净；猪瘦肉洗净，剁成末，放入淀粉、盐、蛋清拌匀，制成饼状。

2 锅置火上，放入适量油烧热，放入肉饼煎至金黄色，捞出。

3 锅内留少许油，再次加热，放入海参，煸炒后加入煎好的肉饼，加盖焖至水将干时，淋上香油、酱油，翻炒均匀即可。

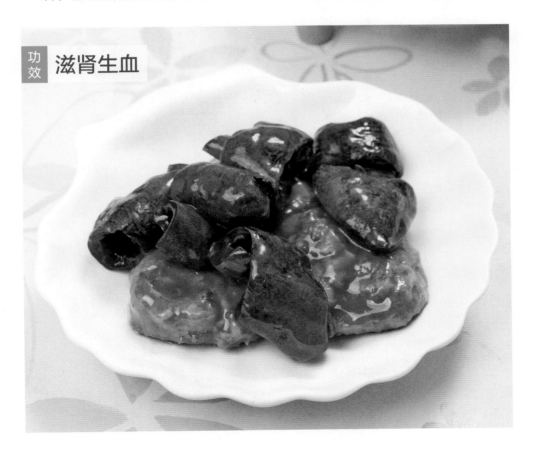

功效 滋肾生血

海参烩菜花

材料 水发海参 150 克，菜花 300 克。

调料 盐 3 克，蒜末 5 克，水淀粉 15 克，蚝油适量。

做法

1 菜花洗净，掰成小朵，焯水备用；海参洗净，切块。

2 锅里加油烧热，爆香蒜末，倒入海参块拌炒，放入菜花，然后放入蚝油、盐以及适量水，起锅前倒入水淀粉勾芡即可。

功效 **补肾、提高免疫力**

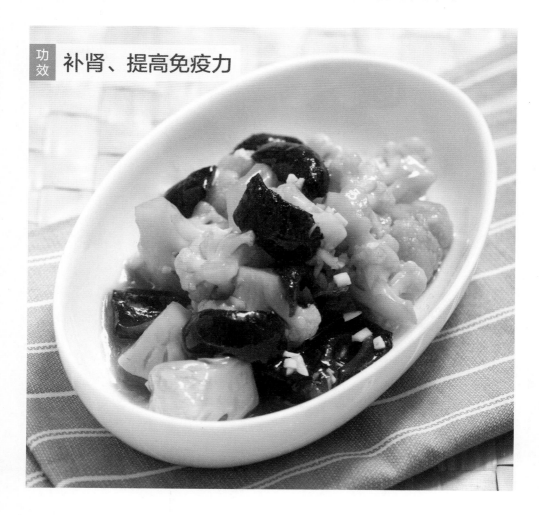

牡蛎

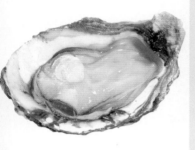

预防遗精

性味归经	每100克可食部含量	
性平，味甘、咸，归肝、心经。	热量	73 千卡
	蛋白质	5.3 克
	脂肪	2.1 克
推荐用量	烟酸	1.4 毫克
每天 40~75 克。	锌	9.4 毫克
	硒	86.6 微克

为什么适宜吃

滋阴壮阳、固本涩精

牡蛎有潜阳补阴、收敛固涩的作用，可用于辅助治疗自汗盗汗、遗精崩带、胃痛吞酸等症状，还有不错的补肾效果。

人群须知

推荐人群： 体质虚弱、烦热失眠、心神不定者。

慎食人群： 脾胃虚寒者。

营养巧搭配

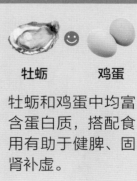

牡蛎　　　鸡蛋

牡蛎和鸡蛋中均富含蛋白质，搭配食用有助于健脾、固肾补虚。

护肾小偏方

新鲜牡蛎 5 个，猪瘦肉适量。取牡蛎肉，锤碎，同猪肉搅拌在一起，加麦冬 20 克、党参 15 克、五味子 5 克、生姜 2 片，小火煮 1 小时即可。该方对肾虚、阴虚盗汗、心浮气躁有疗效。

牡蛎炒鸡蛋

材料 牡蛎肉 50 克，鸡蛋 2 个，胡萝卜 70 克，柿子椒 50 克。

调料 盐 3 克，葱花 5 克，姜片 5 克，料酒适量。

做法

1 牡蛎肉用盐水浸泡；柿子椒、胡萝卜洗净，切小块备用。

2 锅中加水煮开，放入牡蛎肉煮 1 分钟，捞起；鸡蛋打散，炒熟，盛出。

3 锅中余油爆香葱花、姜片，放入胡萝卜和柿子椒，倒入鸡蛋和牡蛎肉同炒，烹入料酒和水，加盐调味，翻炒均匀即可。

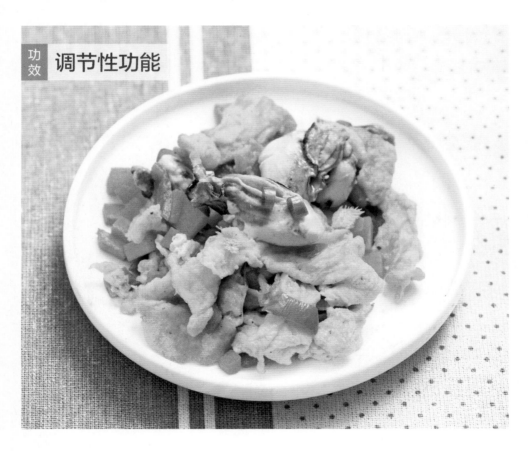

功效 调节性功能

牡蛎萝卜丝汤

材料　白萝卜 250 克，牡蛎肉 100 克。

调料　葱花、姜丝各 5 克，盐 2 克。

做法

1 白萝卜洗净，去皮，切丝；牡蛎肉洗净。

2 炒锅置火上，倒入适量植物油，待油烧至七成热，加葱花、姜丝炒香，放入萝卜丝翻炒均匀。

3 加适量清水煮至萝卜丝八成熟，放入牡蛎肉煮熟，用盐调味即可。

功效　**补肾、强筋骨**

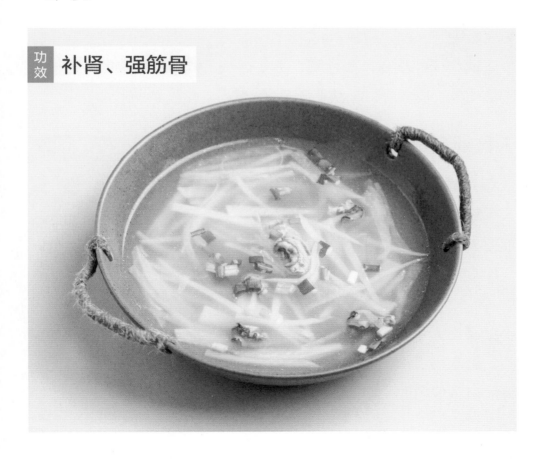

虾

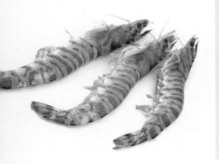

补肾虚，健筋骨

性味归经

性微温，味甘，归肝、肾经。

推荐用量

每天 40~75 克。

每100克可食部含量（基围虾）	
热量	101 千卡
蛋白质	18.2 克
脂肪	1.4 克
维生素 E	1.7 毫克
锌	1.2 毫克
硒	39.7 微克

为什么适宜吃

补肾壮阳

中医认为，虾具有补肾壮阳、滋补益气、抗早衰的功效，可改善阳痿体倦、腰疼腿软、失眠不寐等症。

人群须知

推荐人群：阳痿、腰脚痿弱无力、中老年人因缺钙所致的小腿抽筋等人群。

慎食人群：哮喘、高尿酸血症、痛风患者。

护肾小偏方

小茴香 30 克，炒研末，与虾肉 90~120 克捣和为丸，黄酒送服，每次服 3~6 克，一日 2 次。此方对肾虚、阳痿、腰膝无力等症有调理功效。

营养巧搭配

虾　　　　山药

山药具有健脾养肾的功效，搭配虾同食，可增强免疫力。

山药虾仁粥

材料 大米 100 克，山药 80 克，虾仁 50 克。

调料 葱末 5 克，盐 3 克。

做法

1 山药去皮，洗净，切块；大米洗净，用水浸泡 30 分钟；虾仁洗净，去虾线。

2 锅内加适量清水烧开，加入大米，大火煮开加入山药块，继续煮 25 分钟，加入虾仁、盐和葱末，煮 2 分钟即可。

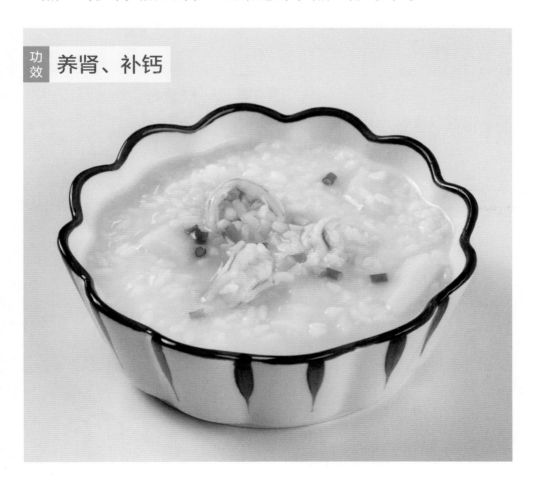

功效 **养肾、补钙**

蒜蓉开边虾

材料 基围虾 500 克，柿子椒、红彩椒、黄彩椒各 15 克。

调料 蒜末 15 克，葱末 5 克，盐 3 克，料酒 10 克。

做法

1 虾剪去须和虾脚，去除虾线，用刀将虾背片开，不要断开，用盐和料酒腌渍；柿子椒、红彩椒、黄彩椒洗净，切粒。

2 葱末、蒜末、柿子椒粒、红彩椒粒、黄彩椒粒、盐搅匀成调味料。

3 虾放入铺有锡纸的烤盘中，将调味料用勺子平摊在虾背上。

4 放入烤箱用 200℃烤约 10 分钟即可。

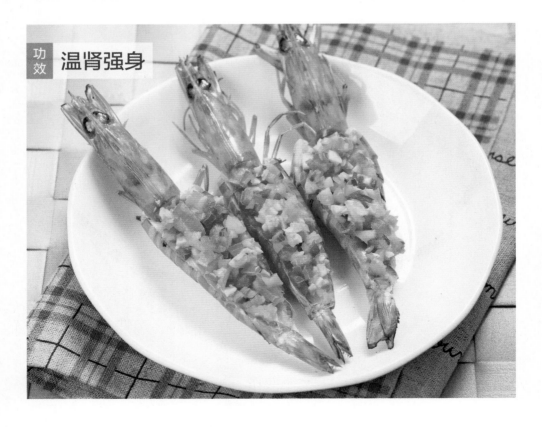

功效 **温肾强身**

泥鳅

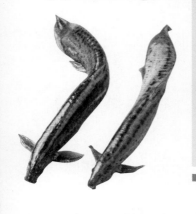

益肾养脾

性味归经	每100克可食部含量	
性平，味甘，归脾、肝、肾经。	热量	96 千卡
	蛋白质	17.9 克
	脂肪	2.0 克
推荐用量	烟酸	6.2 毫克
每天 40~75 克。	锌	2.8 毫克
	硒	35.3 微克

为什么适宜吃

补肾壮阳

泥鳅中含有的活性物质有助于滋补肾脏、补中益气、养肾生精，对调节性功能、缓解肾虚有较好的作用。

人群须知

推荐人群： 老年人、心血管疾病及急慢性肝炎患者。

慎食人群： 阴虚火盛者。

护肾小偏方

营养巧搭配

泥鳅　　豆腐

豆腐有助滋阴，搭配泥鳅，对肾阴虚有一定的调理作用。

泥鳅 200 克，大葱、盐各适量。先在泥鳅上面撒上盐，然后盖上盖子，等泥鳅没动静时，再把泥鳅开膛去杂，清洗干净；在加水的锅中放入泥鳅、大葱、盐等调料，煮1 小时左右即可。该方可以滋阴养肾，调节性功能。

泥鳅炖豆腐

材料　泥鳅 300 克，豆腐 400 克，蒜苗 20 克。

调料　姜片、蒜末各 5 克，盐少许。

做法

1　泥鳅处理好，洗净，切段；豆腐洗净，切块；蒜苗洗净，切段。

2　锅中倒油烧热，爆香姜片、蒜末；另取锅加水、豆腐块和泥鳅段煮开，撇净浮沫，倒入姜蒜油，加盐，大火烧开后转小火煮20 分钟，最后撒上蒜苗段即可。

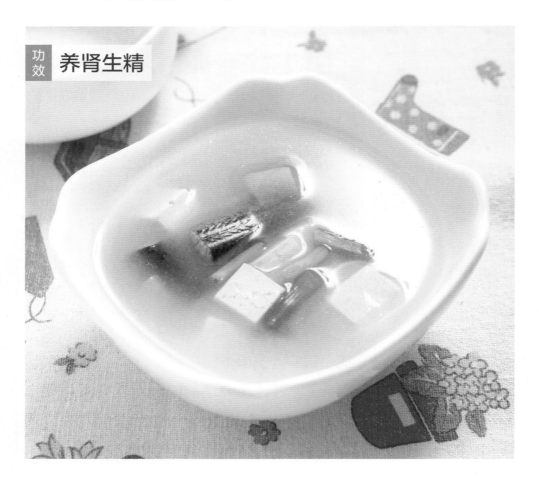

功效　养肾生精

黄芪瘦肉泥鳅汤

材料　泥鳅 200 克，猪瘦肉 100 克，红枣 3 枚，黄芪 15 克。

调料　盐 3 克，姜片 5 克。

做法

1　红枣泡发，去核，洗净；黄芪洗净；猪瘦肉洗净，切片，用
　　开水焯 2 分钟，捞起洗净；泥鳅用开水烫一下，开膛去杂，
　　洗净。

2　泥鳅用油煎至两面微黄，装盘。

3　汤煲内加水烧开，放入材料及姜片烧开，用小火煲 1 小时，加
　　盐调味即可。

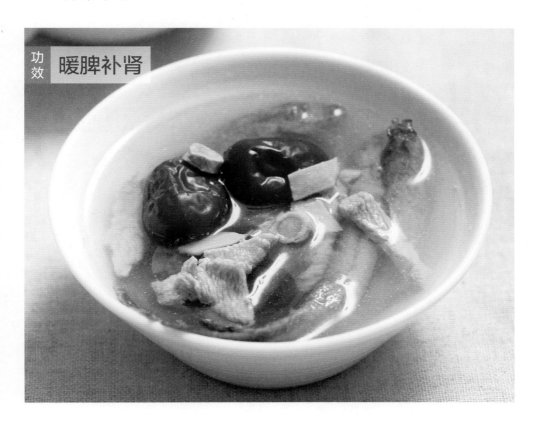

功效　**暖脾补肾**

甲鱼

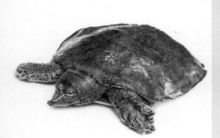

调养气血，强肾

性味归经
性平，味甘，归肝、肾经。

推荐用量
每天 40~75 克。

每100克可食部含量	
热量	118 千卡
蛋白质	17.8 克
脂肪	4.3 克
铁	2.8 毫克
锌	2.3 毫克
硒	15.2 微克

为什么适宜吃

壮阳气、补阴气不足

《随息居饮食谱》中记载，甲鱼"滋肝肾之阴，清虚劳之热。"有补益调中、补肾健骨、散结消痞等作用。

人群须知

推荐人群： 体质虚弱、营养不良者。

慎食人群： 慢性肾衰患者。

护肾小偏方

甲鱼1只，猪脊髓200克，生姜、葱、胡椒粉各适量，一起煲汤，吃肉喝汤。此方有滋阴、补髓、固肾的功效，适用于肾虚遗精者。

营养巧搭配

甲鱼　　　鸡肉

甲鱼和鸡肉均是滋补肝肾的佳品，二者搭配制汤食用，可滋补肝肾、滋阴凉血。

甲鱼鸡片汤

材料 甲鱼1只，鸡肉、火腿各40克。

调料 盐3克，葱段、姜片各5克，料酒10克，清汤适量。

做法

1 鸡肉洗净，切片；甲鱼宰杀后，去杂洗净，斩块，用开水焯一下，去净血水；火腿洗净，切条。

2 锅中倒入清汤，放入所有材料、剩余调料，将甲鱼鸡片汤调好味。

3 将甲鱼鸡片汤上蒸笼蒸30分钟左右，关火即可。

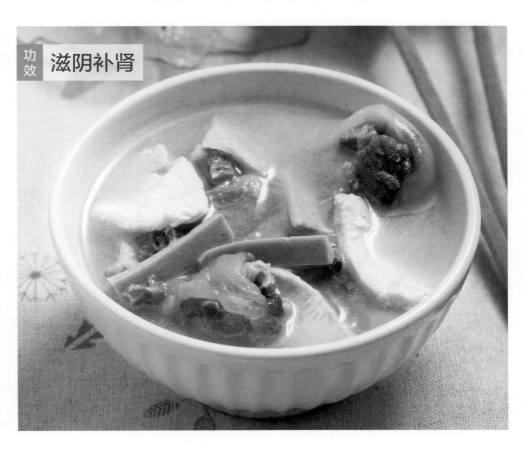

功效 **滋阴补肾**

枸杞甲鱼煲

材料 甲鱼1只，枸杞子5克。

调料 葱末、姜片各5克，料酒10克，盐3克，花椒少许。

做法

1 甲鱼宰杀，去内脏，洗净，放入沸水中烫3分钟，刮去裙边上的黑膜，剁去爪和尾，去背板、背壳，切块。

2 甲鱼肉放入蒸盆中，加入枸杞子、盐、料酒、水、花椒、姜片、葱末，盖上背壳，入笼蒸1小时取出，趁热服食即可。

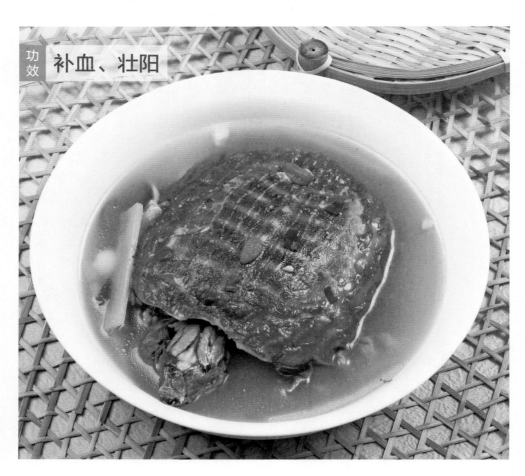

功效 补血、壮阳

海带

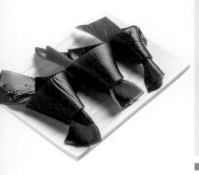

利尿消肿，防治肾病

性味归经
性寒，味咸，归脾、肾经。

推荐用量
每天50克（泡发）。

每100克可食部含量	
热量	13千卡
蛋白质	1.2克
脂肪	0.1克
维生素E	1.9毫克
锌	0.2毫克
硒	9.5微克

为什么适宜吃

利水消肿、护肾

海带有消痰软坚、泻热利水、祛脂降压等功效，所含的甘露醇有利尿消肿的作用，能辅助预防水肿，减轻肾脏负担。

人群须知

推荐人群：糖尿病、心血管病和肥胖患者。
慎食人群：甲亢、高钾血症患者。

护肾小偏方

鲜海带、绿豆各150克，红糖适量。海带、绿豆洗净，一起煮至熟烂，用红糖调味，每日2次，常服。对肾病伴有高血压、血脂异常患者有效。

营养巧搭配

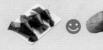

海带　　香菇

香菇有滋阴清热、补肾强心等功效，二者搭配食用，健脾补肾。

海带蒸肉卷

材料　泡发海带 200 克，猪肉馅、豆腐各 100 克，鲜香菇 50 克，香菜梗少许。

调料　姜末 5 克，酱油 6 克，淀粉适量，水淀粉 10 克。

做法

1 泡发海带洗净，切大片；鲜香菇洗净，去蒂，切粒。

2 豆腐碾碎，加猪肉馅、姜末、香菇粒，放酱油、水淀粉调味；香菜梗稍烫。

3 将海带铺平，撒上淀粉，酿上肉馅卷成卷，扎上香菜梗，上笼蒸熟，将原汁勾芡浇在上面即可。

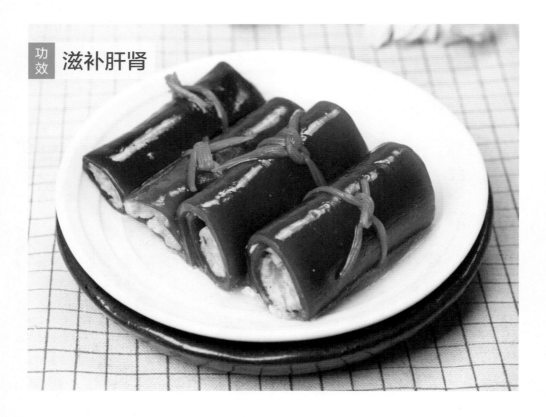

功效 滋补肝肾

姜拌海带

材料 泡发海带150克。

调料 姜末5克，酱油4克，醋8克，香油适量。

做法

1 泡发海带用温水洗净，切成细丝；将姜末、酱油、醋、香油制成调味汁。

2 海带丝放入沸水中焯透，捞出，沥干水分，浇上调味汁拌匀即可。

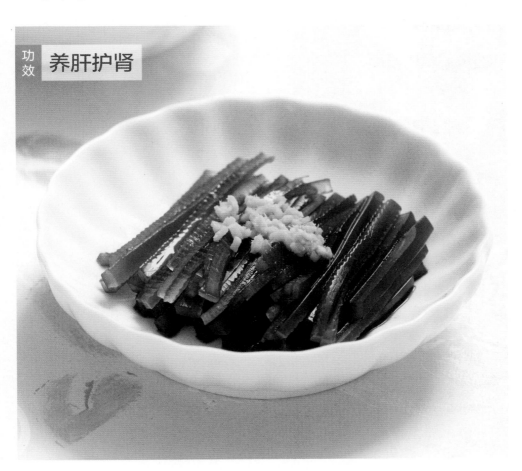

功效 **养肝护肾**

紫菜

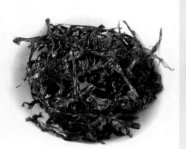

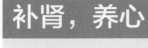

补肾，养心

性味归经	每100克可食部含量	
性寒，味甘、咸，归肺、脾、膀胱经。	热量	250 千卡
	蛋白质	26.7 克
推荐用量	脂肪	1.1 克
每天5克。	胡萝卜素	1370 微克
	锌	2.5 毫克
	硒	7.2 微克

为什么适宜吃

补肾养心、消水肿

紫菜的蛋白质、碘、铁、维生素等含量都较为丰富。中医认为，紫菜有化痰软坚、消水肿、补肾养心的功效。

人群须知

推荐人群： 贫血水肿者。

慎食人群： 皮肤病、高钾血症、甲亢患者。

护肾小偏方

紫菜5克，决明子15克。决明子、紫菜洗净，决明子放砂锅中煎煮取汁，用煎汁冲泡紫菜即可。此方清热利尿、补肾养心。

营养巧搭配

紫菜　　　　黄瓜

黄瓜可除热利水、解毒，配以补肾养心的紫菜，可清热解暑、养肾养心。

紫菜包饭

材料　熟米饭 200 克，紫菜 30 克，黄瓜、胡萝卜各 50 克，鸡蛋 1 个，熟白芝麻 10 克。

调料　盐 3 克。

做法

1　熟米饭加盐、熟白芝麻和植物油拌匀；鸡蛋洗净，打入碗中，搅匀；黄瓜洗净，切条；胡萝卜洗净，去皮，切条。

2　锅中倒油烧热，淋入蛋液煎成蛋皮，盛出，切条；取一张紫菜，铺一层米饭，放蛋皮、黄瓜条、胡萝卜条，卷成卷，切成 1.5 厘米长的段。

功效　**补肾益气**

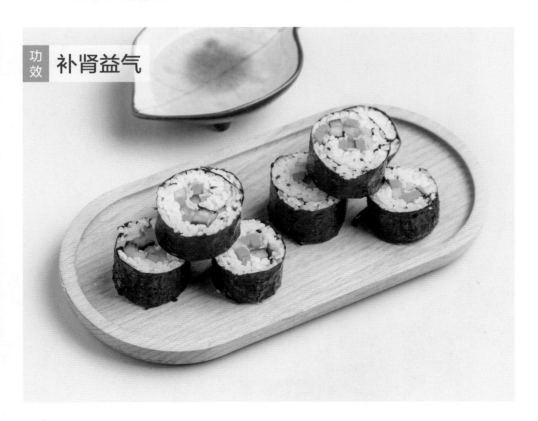

紫菜虾皮蛋花汤

材料　紫菜5克，虾皮6克，鸡蛋1个。

调料　葱花2克，香油适量。

做法

1 紫菜洗净，撕碎，与虾皮放入碗中；鸡蛋磕入碗中，打散搅匀。

2 炒锅置火上，倒植物油烧热，加入葱花炝香，放适量水烧开，淋入鸡蛋液，待蛋花浮起时，加香油调味起锅，倒入放紫菜和虾皮的碗中即可。

功效 **滋阴养肾**

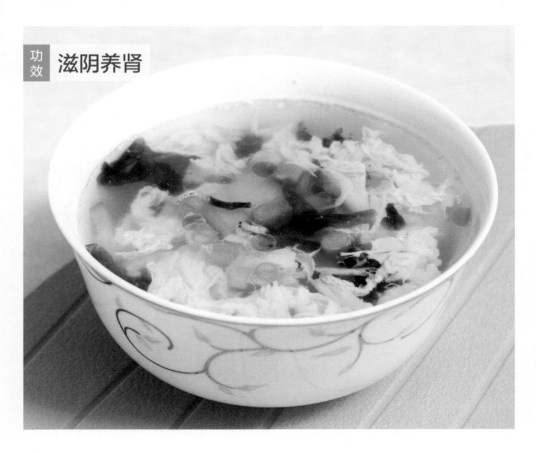

水果类

荔枝

温阳补血

性味归经		每100克可食部含量	
性微温，味甘、微酸，归脾、肝经。		热量	71千卡
		蛋白质	0.9克
推荐用量		脂肪	0.2克
每天50~100克。		维生素C	41.0毫克
		锌	0.2毫克
		硒	0.1微克

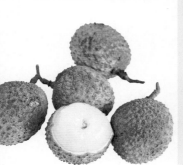

为什么适宜吃

补血壮阳、益心肾

荔枝有补血壮阳、益心益肾、生津止渴、养血补血等功效，适用于病后津液不足及肾亏梦遗等症状。

人群须知

推荐人群： 产妇、老年人、体质虚弱者。
慎食人群： 咽喉干疼、鼻出血者，以及糖尿病患者。

护肾小偏方

金樱子、仙茅、荔枝各15克，红枣2枚，猪尿泡1个。将各药装入猪尿泡，煎熟后服用。可以辅治体质虚弱引起的小儿遗尿。

营养巧搭配

 😊

荔枝　　　红豆

红豆可清热解毒、利小便，与荔枝搭配食用，有健脾益肾的功效。

荔枝红豆粥

材料　红豆 60 克，净荔枝肉 50 克，大米 40 克。

调料　白糖 5 克。

做法

1 红豆洗净，用水浸泡 2 小时；将大米淘洗干净，用水浸泡 30 分钟。

2 锅置火上，倒入适量清水煮沸，放入红豆，用大火煮沸后改用小火熬煮，加入大米煮至粥软烂，再加入荔枝略煮，加白糖调味即可。

功效 健脾益肾

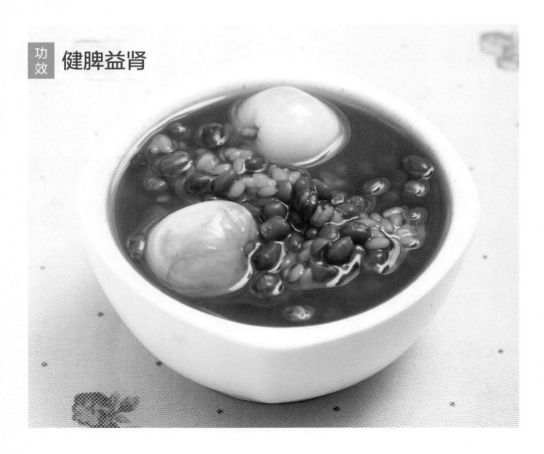

山楂荔枝桂圆汤

材料 山楂肉、荔枝肉各 50 克，桂圆肉 20 克，枸杞子 5 克。

调料 红糖适量。

做法

1 山楂肉、荔枝肉洗净；桂圆肉浸泡后洗净；枸杞子稍泡洗净，捞出沥水。

2 锅置火上，倒入适量清水，放入山楂肉、荔枝肉、桂圆肉，大火煮沸后转小火煮约 20 分钟，加入枸杞子继续煮约 5 分钟，加入红糖拌匀即可。

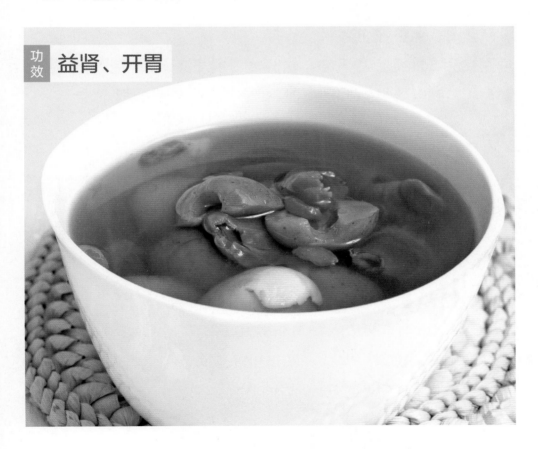

功效 **益肾、开胃**

葡萄

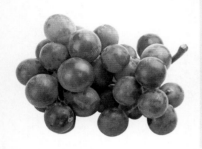

调养肝肾

性味归经

性平，味甘、酸，入脾、胃、肺经。

推荐用量

每天 100～150 克。

每100克可食部含量	
热量	45 千卡
蛋白质	0.4 克
脂肪	0.3 克
胡萝卜素	40 微克
维生素 C	4.0 毫克
锌	0.2 毫克

为什么适宜吃

补气强肾、保护肝细胞

中医认为，葡萄有补气血、益肝肾、生津液、通利小便的功效。葡萄所含的多酚类物质能够清除自由基，保护肾细胞。

人群须知

推荐人群：低血糖、便秘患者。

慎食人群：糖尿病患者及腹泻者。

护肾小偏方

葡萄 30 克，茯苓 10 克，薏米 20 克，大米 60 克。所有食材放入锅中加水煮成粥，分 2 次服用，连食 1~3 周。此粥可强壮筋骨、利水消肿，有助于补肾益气。

营养巧搭配

 ☺

葡萄　　枸杞子

枸杞子滋补肝肾，与葡萄搭配食用，可强腰脊、益气。

葡萄枸杞粥

材料　葡萄、大米各 100 克，枸杞子 10 克。

做法

1 葡萄洗净；枸杞子用水泡 10 分钟后，洗净；大米洗净备用。
2 大米放入锅中煮至米软，放入枸杞子和葡萄，继续煮至微黏稠即可。

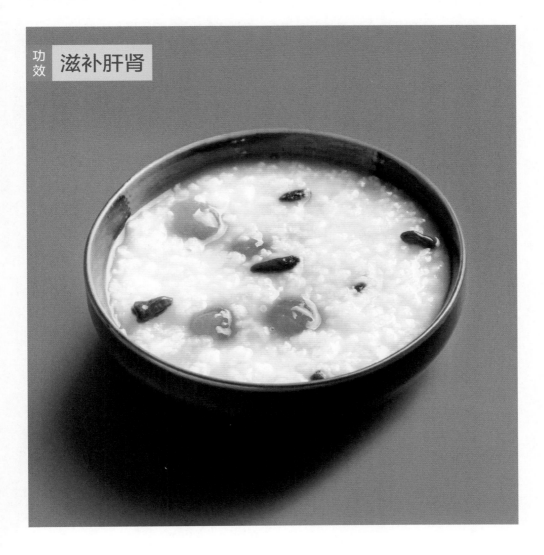

功效　滋补肝肾

葡萄柠檬汁

材料　葡萄 250 克，柠檬 60 克。

调料　蜂蜜适量。

做法

1 葡萄洗净，切成两半后去子；柠檬去皮除子，切块。

2 上述食材倒入全自动豆浆机中，加适量凉白开，按下"果蔬汁"键，搅打均匀，倒入杯中，加入蜂蜜搅匀即可。

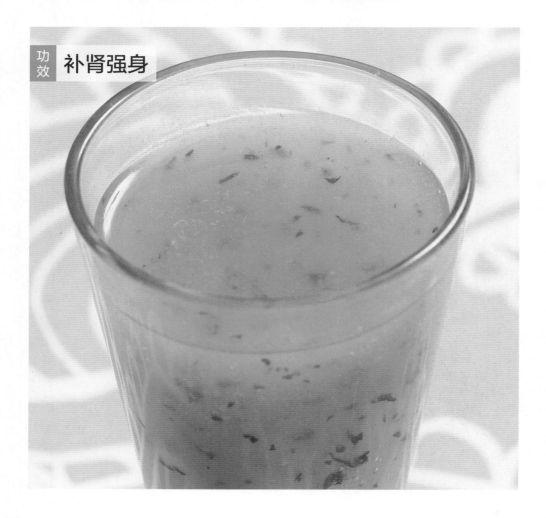

功效　**补肾强身**

樱桃

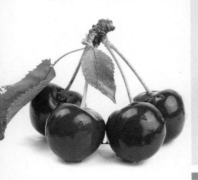

益肾涩精

性味归经

性温，味甘、酸，归肾、脾经。

推荐用量

每天 50 克。

每100 克可食部含量	
热量	46 千卡
蛋白质	1.1 克
脂肪	0.2 克
胡萝卜素	210 微克
锌	0.2 毫克
硒	0.2 微克

为什么适宜吃

滋补肝肾

樱桃有益脾养胃、滋补肝肾等功效。樱桃中含有胡萝卜素、维生素 C、锌等成分，有助于补血养颜、滋补肝肾。

人群须知

推荐人群：厌食体弱者。

慎食人群：上火者以及糖尿病患者。

护肾小偏方

樱桃 250 克，白酒 1000 毫升，用白酒浸泡樱桃。适合肝肾虚弱、筋骨不健、腰膝酸软者饮用。

营养巧搭配

樱桃　　　山药

山药有健脾补肺的功效，搭配樱桃，可以强肾健体、益脾养肾。

蜜枣樱桃蒸山药

材料　山药 100 克，蜜枣 80 克，樱桃 150 克。

调料　白糖 5 克，水淀粉 15 克。

做法

1. 山药洗净煮熟，凉后去皮，切片；蜜枣用热水洗净，切成两半；樱桃去核备用。

2. 碗内抹上植物油，放上樱桃、蜜枣、山药片，撒入白糖，上锅蒸熟，取出扣入盘内。

3. 锅置火上，加入适量清水，加白糖煮至化开，淋入水淀粉勾稀芡，倒入盘内即可。

功效　**补铁补血、滋补肝肾**

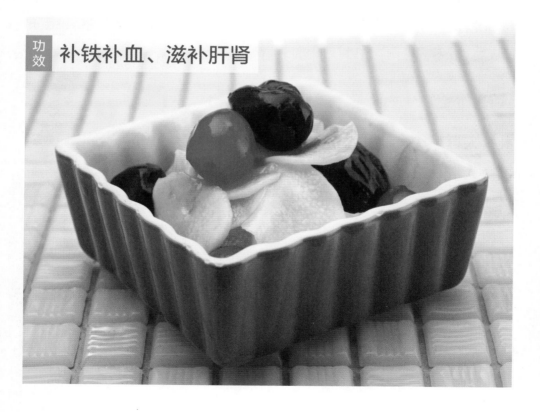

西米樱桃粥

材料 西米 100 克，樱桃 150 克。

调料 白糖、糖桂花各 5 克。

做法

1 樱桃洗净，去核，用白糖腌一会儿；西米淘净，浸泡 2 小时，捞起沥干。

2 锅中加适量凉水和西米，大火煮沸，转小火煮至西米浮起呈稀粥状后，加入白糖、糖桂花搅拌均匀。

3 加樱桃烧开，待樱桃浮在西米粥上即可关火。

功效 补肾健脾

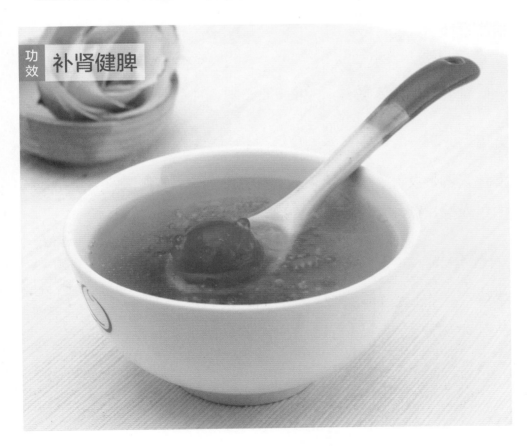

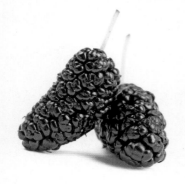

桑葚

益肾，补血，乌发

性味归经

性寒，味甘、酸，归肝、肾经。

推荐用量

每天 30～50 克。

每100克可食部含量	
热量	57 千卡
蛋白质	1.7 克
脂肪	0.4 克
维生素 E	9.9 毫克
锌	0.3 毫克
硒	5.7 微克

为什么适宜吃

滋阴补肾

桑葚味甘酸，性寒，入肝、肾经。《滇南本草》称其能"益肾脏而固精，久服黑发明目"，可补血滋阴、补益肝肾。

人群须知

推荐人群：女性、中老年人及用眼过度者。
慎食人群：糖尿病患者。

护肾小偏方

桑葚干品 40 克或鲜品 80 克煎水。桑葚补益肝肾功效显著，适宜肾虚引起的失眠、便秘等症状。

营养巧搭配

桑葚　　　　葡萄

桑葚与葡萄同食，可补肝益肾、养血润燥，对消除疲劳、改善记忆力有益。

桑葚葡萄乌梅汁

材料　桑葚、葡萄各 100 克，乌梅 50 克。

调料　蜂蜜适量。

做法

1 桑葚洗净；葡萄洗净，去子，切碎；乌梅洗净，去核，切碎。

2 将上述食材一同放入榨汁机中，加入适量凉白开搅打成汁后倒
入杯中，加入蜂蜜调匀即可。

功效　**健脾益肾**

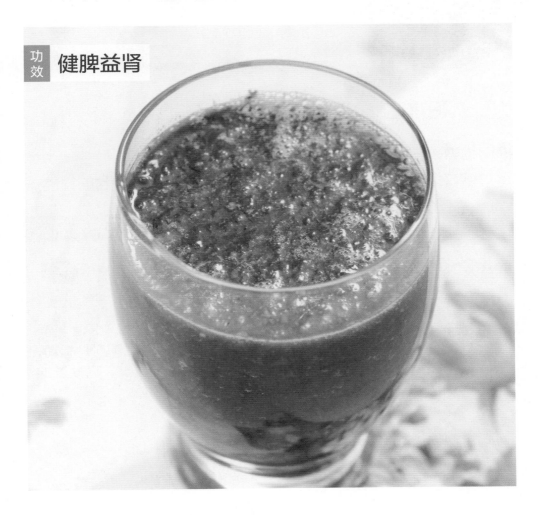

坚果类

黑芝麻

补血生髓

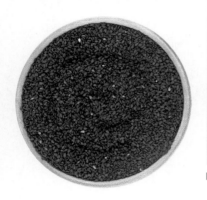

性味归经		
性平，味甘，归肝、脾、肾经。		

推荐用量		
每天10～20克。		

每100克可食部含量	
热量	559千卡
蛋白质	19.1克
脂肪	46.1克
镁	290毫克
锌	6.1毫克
硒	4.7微克

为什么适宜吃

填精生髓

黑芝麻有填精益髓的功效，可有效补充人体精血；所含的锌能提高精子活力、调节男性生育能力。

人群须知

推荐人群： 腰酸腿软者及心血管病患者。

慎食人群： 哮喘、便溏腹泻患者。

护肾小偏方

黑芝麻10克，莲子20克（泡4小时），
猪心50克（洗净切块），盐1克。把所有材料用小火一起炖食。
可以辅治体虚引起的头晕耳鸣、腰膝酸软、失眠健忘等症状。

营养巧搭配

黑芝麻　　　黑豆

黑芝麻与黑豆搭配食用，有补肾益精、润脏腑、乌须发的功效。

黑芝麻黄米黑豆浆

材料 黑豆 50 克，黄米 20 克，熟黑芝麻 10 克。

做法

1 黑豆浸泡 8~12 小时，洗净；黄米洗净，浸泡 2 小时；熟黑芝麻擀碎。

2 将上述食材倒入全自动豆浆机中，加水至上下水位线之间，按下"豆浆"键，直至豆浆机提示豆浆做好，凉至温热饮用即可。

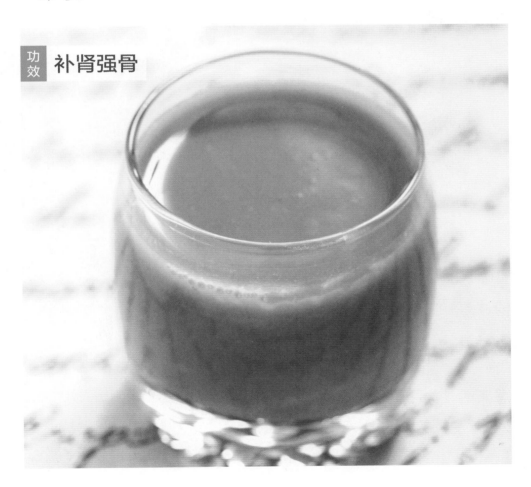

功效 **补肾强骨**

芝麻花生糕

材料　白芝麻5克，黑芝麻20克，花生米30克，桑葚15克，米粉100克，糯米粉200克。

调料　白糖10克。

做法

1 桑葚洗净，与白芝麻一起放入锅内，加适量水，煎20分钟后取汁，将汁倒入盛有米粉、糯米粉、白糖的大碗中。

2 花生米研碎，也放入碗中，将粉揉成面团，做成糕坯，在糕坯上撒上黑芝麻，上蒸笼蒸20分钟即可。

功效　**补肾益气**

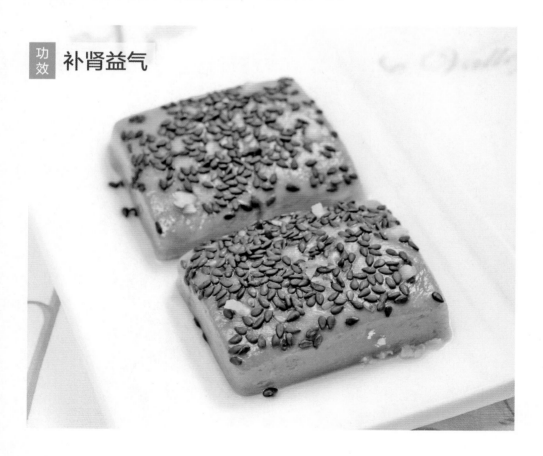

核桃仁

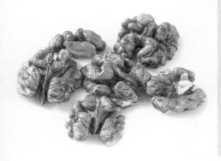

补气血，益肾

性味归经	
性温，味甘，归肾、肺、大肠经。	

推荐用量	
每天 20～30 克。	

每100克可食部含量	
热量	646 千卡
蛋白质	14.9 克
脂肪	58.8 克
维生素 E	43.2 毫克
锌	2.2 毫克
硒	4.6 微克

为什么适宜吃

强肾益气、润燥通便

核桃有补血养气、补肾填精、润燥通便等功效，适用于虚寒喘嗽、腰痛脚弱、阳痿、遗精、须发早白、尿路结石、小便频数等症。

人群须知

推荐人群： 易疲劳、压力大者，高血压、心血管疾病患者。

慎食人群： 便溏、火旺燥热者。

护肾小偏方

核桃仁 100 克，放入开水中，加少量盐，泡 10 分钟，去皮。锅内放少量水及白糖，熬成浓汁，投入核桃肉，拌炒。换锅将香油加热，投入裹满糖汁的核桃仁，小火炸至金黄色即可。此方可辅助治疗阳痿。

营养巧搭配

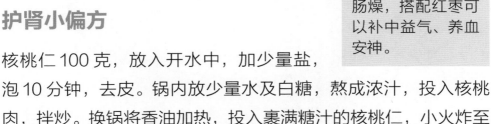

核桃仁　　　红枣

核桃补肾健脾、润肠燥，搭配红枣可以补中益气、养血安神。

核桃腰果红枣米糊

材料　大米、小米各 30 克，核桃仁 10 克，腰果 20 克，红枣 2 枚，桂圆 5 克。

调料　冰糖 6 克。

做法

1　大米、小米分别淘洗干净，用清水浸泡 2 小时；核桃仁、腰果 切碎；红枣洗净，用温水浸泡 30 分钟，去核；桂圆去壳、去核。

2　将所有食材倒入豆浆机中，加水适量，按"米糊"键，煮好后 加冰糖搅至化开即可。

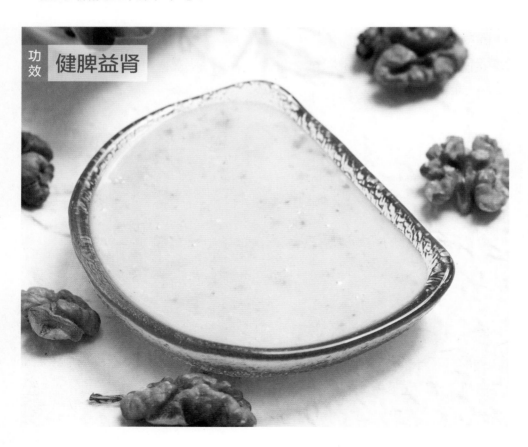

功效　健脾益肾

板栗

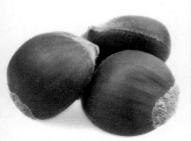

补血益肾，补脾健胃

性味归经		每 100 克可食部含量	
性微温，味甘，归脾、胃、肾经。		热量	188 千卡
		蛋白质	4.2 克
		脂肪	0.7 克
推荐用量		维生素 C	24.0 毫克
每天 5~10 颗为宜。		锌	0.6 毫克
		硒	1.1 微克

为什么适宜吃

补肾气、健脾胃

南梁医学家陶弘景说板栗能"益气，厚肠胃，补肾气"，有补脾健胃、补肾强筋、活血补血的功效。

人群须知

推荐人群： 肾亏引起的小便频繁、骨质疏松等患者。

慎食人群： 糖尿病患者，有上火症状者。

护肾小偏方

板栗 30 克，红枣 10 枚，山药 15 克，生姜 6 克，大米 100 克。所有食材处理好后，放入锅中加水煮成稀粥食用，可益肾、养脾胃。

营养巧搭配

板栗　　　　大米

板栗与大米一起煮粥，既能健运脾胃、增进食欲，又能补肾、强筋骨。

板栗焖鸡

材料　净仔鸡1只（约400克），板栗100克。

调料　盐3克，葱花、姜片、白糖各5克，料酒10克。

做法

1　净仔鸡洗净，斩块，焯透，捞出；板栗洗净，去壳去皮，取肉。

2　锅内倒油烧至七成热，炒香葱花、姜片，倒入鸡块和板栗肉翻炒均匀，加料酒、白糖和适量清水煮沸，转小火焖至鸡块熟透，用盐调味。

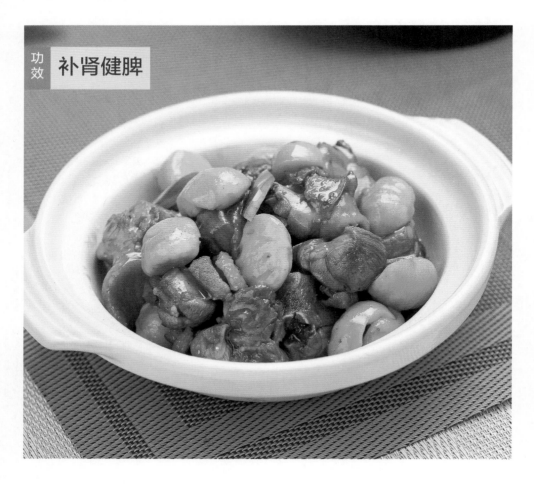

功效　**补肾健脾**

红枣栗子羹

材料 板栗 200 克，红枣 40 克。

调料 白糖 5 克，水淀粉 15 克，糖桂花 8 克。

做法

1 板栗去壳和皮，上锅蒸熟，放凉后切成粒；红枣洗净，蒸软，去核，切碎。

2 锅洗净，加水，放入白糖、板栗粒、红枣碎，烧开至糖化。

3 用小火略焖，加糖桂花，淋水淀粉勾薄芡，出锅即可。

功效 **补肾强筋**

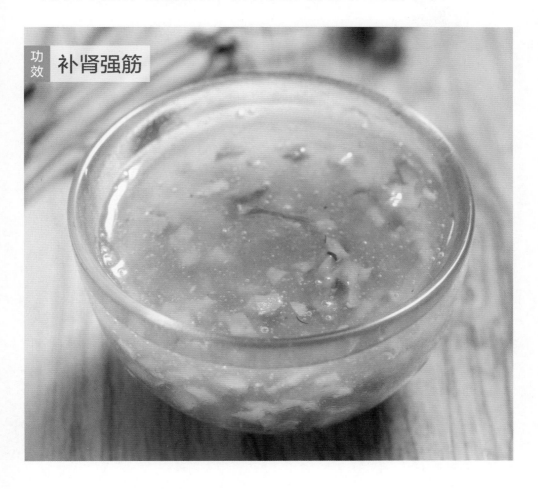

01

竹笋

草酸钙容易导致肾结石

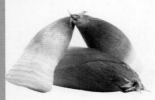

竹笋是一种优良的保健蔬菜。竹笋一年四季皆有，以春笋、冬笋味道最佳。

中医认为，竹笋味甘、性微寒，有清热化痰、益气和胃、治消渴、利水道、利膈爽胃等功效。

竹笋性凉，而且含有较多难溶性草酸钙，易引起肾结石。对泌尿系统结石、慢性肾炎和肾功能不全患者来说，不宜摄入过多竹笋。

02

茭白

多食容易伤肾

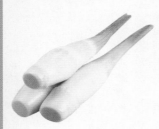

茭白白如玉，嫩如笋，滋味甜脆、鲜美，经烹调后可制成各式佳肴。中医认为，茭白味甘、淡，性寒，有清热利湿、生津止渴、利尿通便、通乳催乳等功效。但是，由于茭白中含有较多的草酸，使钙质不容易被人体所吸收，凡患肾脏疾病、尿路结石或尿中草酸盐类结晶较多者，不宜多食。

另外，脾胃虚寒、肾阳不足的人也不太适合吃茭白。因为茭白性寒，食用过多会损伤人体阳气。茭白应该与一些温热性的食物搭配食用，例如炒茭白时，可以加入生姜、大葱、花椒等热性配料，以削弱茭白的寒性。

03

螃蟹

**肾功能不全者
不宜吃**

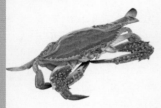

螃蟹的营养价值很高，不仅含有丰富的蛋白质、钙、磷、铁，而且维生素 A、B 族维生素等的含量也较高。此外，螃蟹味道鲜美，是不少人餐桌上的美食。但螃蟹并非人人皆宜，比如肾功能不全者，摄入大量蛋白质可加重肾脏负荷，加快肾衰竭的进程。所以对肾功能不全者来说，不宜吃螃蟹。

痛风患者也不宜吃螃蟹。因为螃蟹的嘌呤含量较高，嘌呤会升高人体内尿酸水平，进而加重肾损伤。

此外，螃蟹属于寒凉食物，过食伤脾胃，进而影响人体免疫力。

04

猪肥肉

加重肾代谢负担

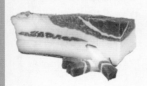

猪肥肉属于高脂肪食物，经常大量食用会导致肾受损。猪肥肉中胆固醇的含量较高，长期食用会增加并发症的危险，如血脂异常、动脉硬化等。

05

浓茶

容易导致肾结石

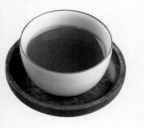

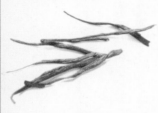

茶叶中富含鞣酸，常喝浓茶可导致肾结石；同时，茶叶中含氟较多，而肾是氟的主要排泄器官，如果常喝浓茶，人体中过量的氟会超出肾的排泄能力，导致氟蓄积在肾中，从而对肾造成损害。

更为糟糕的是，很多人都以为喝浓茶可以解酒。其实，浓茶非但不能解酒，还会损伤肾功能。酒精进入人体后，绝大部分会在肝脏中转化为乙醛，再变成乙酸，乙酸再分解成二氧化碳和水经肾排出体外。但是酒后饮浓茶，浓茶中的茶碱可以迅速对肾发挥利尿作用，就会促使尚未分解的乙醛过早地进入肾，而乙醛对肾是有害的，可使肾小球和肾小管细胞受损。

06

酒

**酗酒会危害人体
性功能**

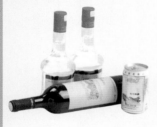

酗酒对人体性功能的危害极大。对于男性来说，长期酗酒，酒精中的乙醇会使身体血管痉挛，致睾丸发育不全，甚至使睾丸萎缩，使睾酮生成减少，从而出现性欲减退、阳痿、射精障碍、乳房女性化等表现。对于女性来说，长期饮酒过多，可引起内分泌紊乱，导致月经不调，过早闭经、绝经，乳房、外阴等性腺及器官萎缩，阴道分泌物减少，性高潮次数、强度显著降低，性交疼痛，对性生活逐渐失去"性趣"。

PART 4

养肾护肾中药

杜仲

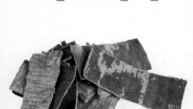

补肾强腰

性味归经	用　法
性温，味甘，归肝、肾经。	内服：煲汤、炖肉、炒食。

推荐用量

每天1~5克。

为什么适宜吃

补肝肾、强筋骨

中医认为，杜仲具有补肝肾、强筋骨、安胎元之功效。可用于治疗肝肾不足引起的腰膝酸痛、筋骨无力、阳痿、尿频等症。

人群须知

推荐人群：体弱阳虚、精血不足者。

慎食人群：阴虚火旺者。

护肾小偏方

黄芪10克，当归5克，杜仲3克，鸡蛋1个。将三味药材加水煎煮40分钟左右，然后打入鸡蛋，煮至蛋熟即可，吃蛋喝汤。此方有较好的补气养肾功效。

营养巧搭配

杜仲　　　猪肾

辅治阳痿、手足寒冷、血压偏低等症状。

杜仲核桃猪肾汤

材料　猪肾1对，核桃仁30克，杜仲6克。

调料　香油5克，盐3克，胡椒粉2克。

做法

1 猪肾洗净，从中间剖开，去掉脂膜，切片；杜仲洗净。

2 锅中加水烧开，下入猪肾片略焯，然后将猪肾片和杜仲、核桃仁一起放入砂锅中，加入适量水烧开，撇去浮沫。

3 盖好锅盖，小火炖40分钟，用胡椒粉、盐、香油调味即可。

功效 **缓解肾虚腰痛**

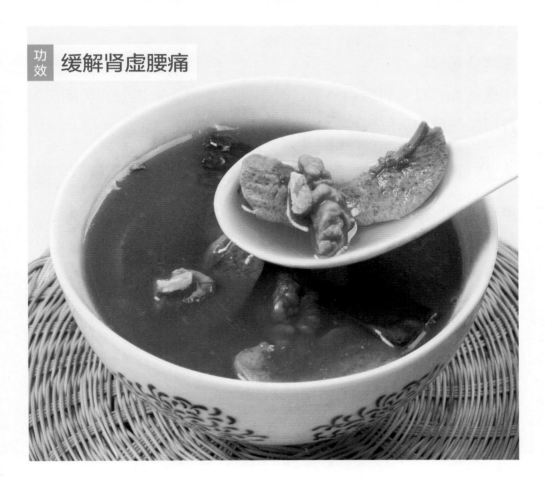

桂圆

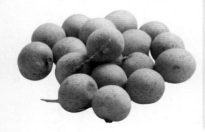

滋阴补肾

性味归经	用　　法
性温，味甘，归心、脾、肝、肾经。	内服：直接食用、泡茶、泡酒、煮汤。

推荐用量	
每天5颗左右。	

为什么适宜吃

滋阴补肾

中医认为，桂圆有滋阴补肾、补中益气、增强肾功能的功效，尤其对女性肾虚有预防和调理效果。

人群须知

推荐人群： 很适合中老年人和体虚的人在冬天食用。

慎食人群： 上火、发炎者，糖尿病患者。

护肾小偏方

葱白150克，红枣15枚，桂圆5颗。将红枣和桂圆下锅先煮，然后放入葱白煮熟即可。本品对肾气不足、气血虚弱引起的多梦、失眠、精神恍惚有食疗效果。

营养巧搭配

桂圆　　　红枣

红枣有滋阴润燥的功效，搭配桂圆可以健脾、补血、益肝肾。

桂圆红枣粥

材料　糯米 100 克，桂圆肉 20 克，红枣 10 枚。

调料　红糖 10 克。

做法

1 糯米淘洗干净，浸泡 4 小时；桂圆肉去杂质，洗净；红枣洗净，去核。

2 锅置火上，加适量清水烧开，放入糯米、桂圆肉、红枣，用大火煮沸，转小火熬煮成粥，加入红糖搅匀即可。

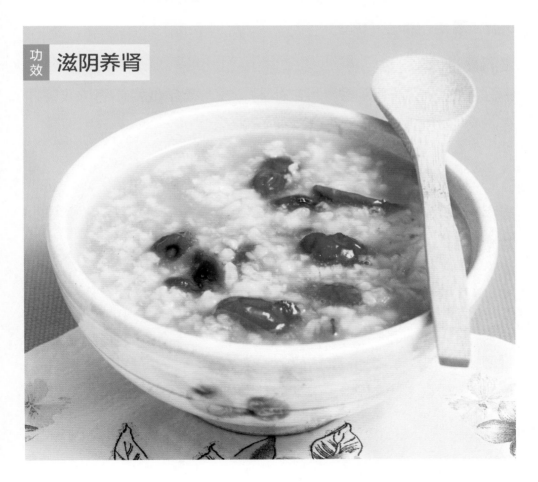

功效　**滋阴养肾**

莲子

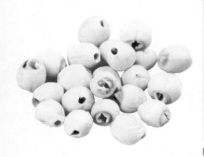

补肾，养心，固精

性味归经	用　法
性平，味甘、涩，归脾、肾、心经。	内服：煎汤，浸酒，入丸、散。

推荐用量

每天 15～30 克。

为什么适宜吃

涩精止遗

莲子中的莲子碱有平抑性欲的作用，频繁遗精或滑精者服食莲子能起到止遗涩精作用。

人群须知

推荐人群： 心律不齐者，遗精频繁者。

慎食人群： 便秘者。

护肾小偏方

红枣 10 枚，水发银耳 100 克，莲子 30 克。红枣、银耳、莲子洗净，放入锅中煮沸后转小火煮 1 小时即可。可以辅助治疗尿频。

营养巧搭配

莲子　　　红豆

莲子清心和胃、固涩下焦，红豆可利水消肿。二者同食对肝肾不足有调理效果。

莲子红豆花生粥

材料 红豆 50 克，大米 50 克，花生米 30 克，莲子 10 克。

调料 红糖少许。

做法

1 红豆淘洗干净，浸泡 4~6 小时；花生米洗净，浸泡 4 小时；莲子洗净，泡软；大米淘洗干净。

2 锅置火上，加适量清水烧开，下入红豆、花生米、大米、莲子，大火烧开，转小火煮至锅中食材全部熟透，加红糖煮至化开即可。

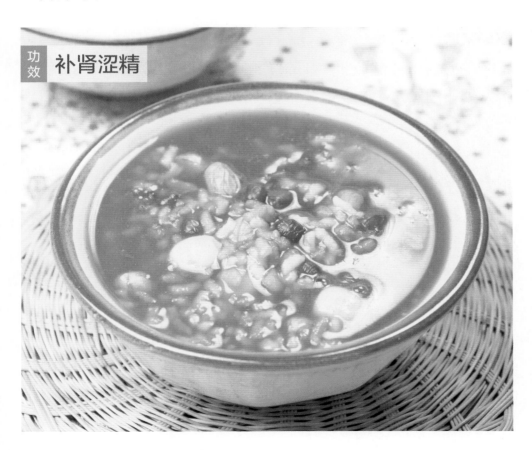

功效 补肾涩精

白果

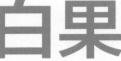

辅助治疗遗尿、遗精

性味归经	用　法
性平，味甘、苦、涩，有小毒，归肺经。	内服：水煎、煮粥、炖汤。

推荐用量
每天 10 克。

为什么适宜吃

收缩膀胱括约肌

《本草从新》中记载，白果"定痰哮……，缩小便"。现代医学研究发现，白果对小儿遗尿、气虚小便频数、遗精不固等病症有辅助治疗作用。

人群须知

推荐人群： 老人虚弱哮喘者、女性体虚白带多者及小儿遗尿者。

慎食人群： 5 岁以下小儿忌食。

护肾小偏方

白果 8 ~ 10 克，豆腐皮 45 ~ 80 克，大米适量。白果去壳和心；白果仁、豆腐皮和大米洗净，置于锅中加水适量，煮粥食用。坚持食用可以辅助治疗早泄、遗尿、尿频等。

营养巧搭配

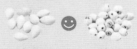

白果　　　莲子

二者搭配食用有滋阴润燥、补肾养血、益气消肿等功效。

莲果煎蛋

材料　莲子 15 克，白果 10 克，鸡蛋 2 个。

调料　盐 3 克。

做法

1 莲子、白果去心，烘干，研末；鸡蛋打散。

2 莲子末、白果末与鸡蛋液混合，加盐搅匀。

3 炒锅加热，加植物油烧热，将鸡蛋混合液煎成两面金黄即可。

功效 **安神、养肾**

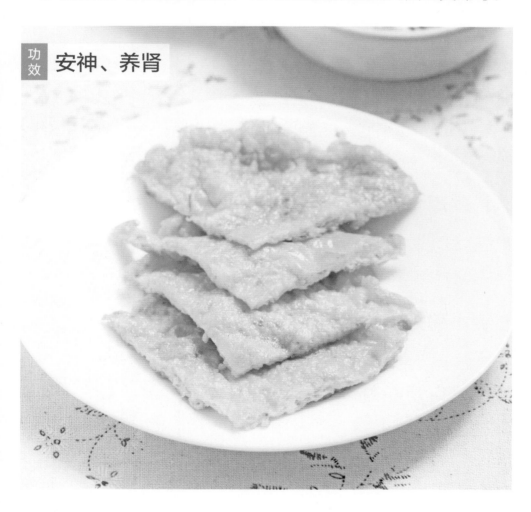

芡实

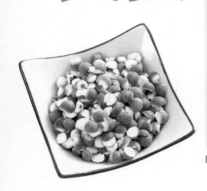

补肾固精，益脾胃

性味归经	用　法
性平，味甘、涩，归脾、肾经。	内服：煮粥、煲汤、炒饭、蒸食。

推荐用量
每天 10～15 克。

为什么适宜吃

益肾固精、健脾胃

《本草纲目》中记载，芡实能利水除湿、健脾止泻，作用缓和，微寒而不伤胃，益脾而不滋腻，是健脾止泻、益肾固精之良药。

人群须知

推荐人群： 遗精者，小便不禁、癌症患者。
慎食人群： 上火、便秘者。

护肾小偏方

芡实 15 克，金樱子 12 克，菟丝子、车前子各 9 克。所有药材洗净，放入锅中，加水煎服。去渣喝汤。适合尿频及遗精者饮用。

营养巧搭配

 😊

芡实　　　薏米

二者都是滋补强体的食材，搭配食用，适合遗精、虚弱、带下者食用。

芡实薏米老鸭汤

材料 芡实 30 克，薏米 50 克，老鸭 1 只。

调料 盐 3 克。

做法

1 薏米洗净，浸泡 3 小时；老鸭去毛及内脏，洗净，剁成块。

2 鸭块放入砂锅内，加适量清水，大火煮沸后加入薏米和芡实，小火炖煮 2 小时，加盐调味即可。

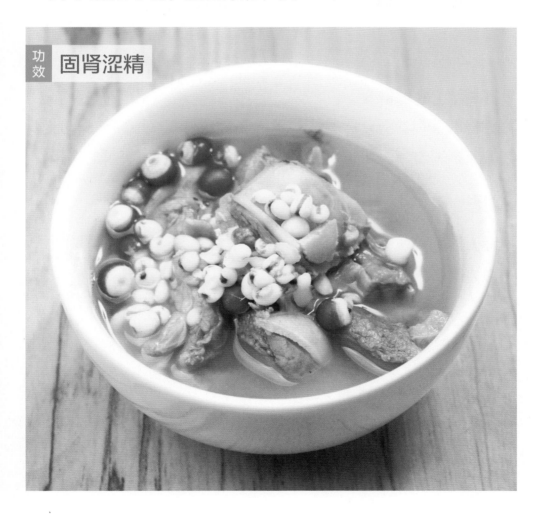

功效 **固肾涩精**

制何首乌

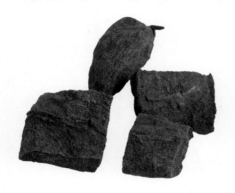

滋补肝肾，乌发

性味归经
性微温，味甘、苦、涩，入肝、心、肾经。

用 法
内服：泡茶、煮粥、炖汤。

推荐用量
每天 5~10 克。

为什么适宜吃

补肾益精、强筋健骨

何首乌能养血益肝，固精益肾，健筋骨，为滋补良药，有助于改善肝肾精血亏虚、眩晕耳鸣、腰膝酸软、须发早白等症状。

人群须知

推荐人群： 须发早白、失眠、便秘者。

慎食人群： 大便溏泻及有湿痰者。

护肾小偏方

何首乌、枸杞子各 10 克。何首乌、枸杞子洗净，同置杯中，冲入沸水浸泡片刻，代茶饮服。可以辅助治疗脾肾虚弱所致失眠、肥胖、须发早白等。

营养巧搭配

 ☺

何首乌　　　猪肝

何首乌和猪肝搭配食用，有助于缓解衰老带来的肝肾阴虚、头晕眼花、失眠等症状。

何首乌黄豆烩猪肝

材料 猪肝 250 克，黄豆 50 克，制何首乌 15 克。

调料 料酒、生姜、盐各适量。

做法

1 制何首乌加水煮沸，取汁待用；猪肝洗净，切片。

2 黄豆炒出香味，加入煮好的何首乌汁，然后一同煮沸，放入猪肝片、料酒、生姜，小火焖煮至黄豆酥烂，加盐调味即可。

功效 **改善精血亏虚**

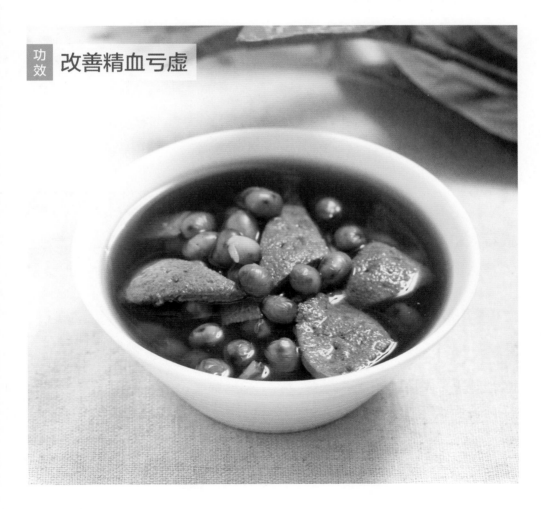

肉桂

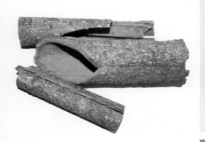

活血，散寒，壮阳

性味归经	用　法
性大热，味辛、甘，归肾、脾、心、肝经。	内服：煲汤、炖肉、煎汤。

推荐用量
每天 10 克。

为什么适宜吃

壮阳补肾

肉桂有温中止痛、活血通脉、补虚助阳之功，能补命门之火，益阳消阴，是治下元虚冷的要药。

人群须知

推荐人群： 食欲缺乏、畏寒怕冷者。
慎食人群： 孕妇、咽喉肿痛、上火者。

护肾小偏方

肉桂 3 克，附子 2 克，鸡蛋 1 个。肉桂、附子洗净，用水煎服，去渣后打入鸡蛋，熟后食蛋饮汁。对治疗肾虚有帮助。

营养巧搭配

 ☺

肉桂　　　　牛奶

二者都有补肾功效，肉桂还可加快血液循环，搭配食用可以暖脾胃、通血脉。

肉桂南瓜汤

材料　肉桂粉 8 克，南瓜 250 克，牛奶 240 克。

调料　白糖 6 克，盐 2 克，水淀粉 5 克。

做法

1 南瓜洗净，切成 2 厘米见方的小块。

2 南瓜有皮的一面朝下，平铺在锅底，加入白糖、牛奶及适量清水，用中火煮。

3 待南瓜熟透后，加盐调匀，转小火继续煮 5 分钟，然后倒入水淀粉勾芡，起锅后撒上肉桂粉即可。

功效　补虚益肾

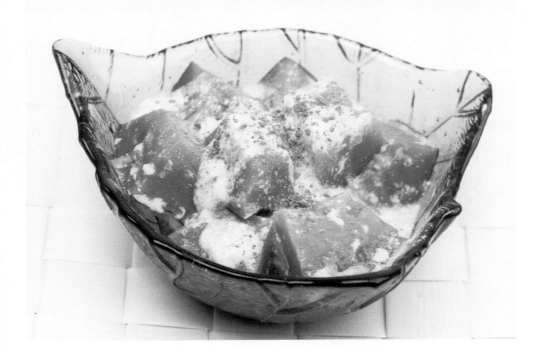

枸杞子

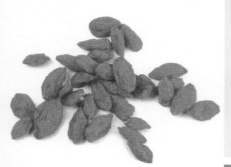

补肾，益精，明目

性味归经	用　　法
性平，味甘，归肝、肾经。	内服：生食、煲汤、炖肉、泡水。

推荐用量
每天 5~15 克。

为什么适宜吃

滋补肝肾

枸杞子有养阴补血、滋补肝肾、益精明目的功效，常用于治疗肝肾虚损、精血不足所致腰膝酸软、头晕、耳鸣、遗精等症状。

人群须知

推荐人群： 肾虚者，用眼过度者，高血压、糖尿病、血脂异常患者。

慎食人群： 脾虚便溏者。

营养巧搭配

枸杞子　　山药

二者同食，具有养心补肾、健身延年的功效。

护肾小偏方

枸杞子 15 克，山茱萸肉 20 克，糯米 60 克，冰糖适量。山茱萸肉与枸杞子洗净，和糯米一起大火煮粥，大火开锅后转小火煮半小时即可。可以辅助治疗由肾虚引起的月经不调。

杞药炖牛肾

材料 牛肾 1 个，枸杞子、芡实各 15 克，山药 50 克。

调料 姜片 5 克，料酒 10 克，香油适量，盐少许。

做法

1 牛肾剖开，去臊腺，洗净，切片；芡实洗净，装入纱布袋，扎紧袋口；山药洗净，去皮，切片。

2 牛肾、纱布袋、枸杞子、山药片一起放入锅中，加适量水，大火烧开后加入姜片、料酒，小火炖至酥烂，去掉纱布袋，调入盐，淋入香油调匀即可。

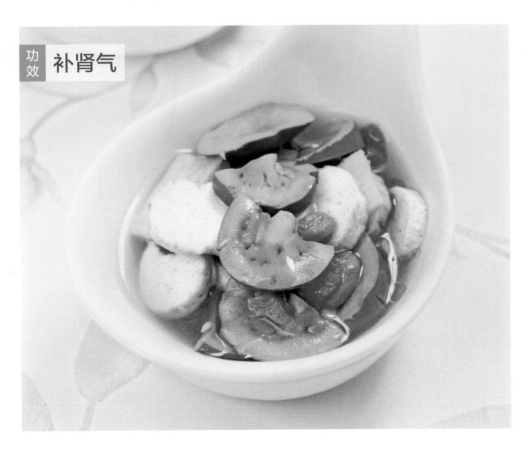

功效 补肾气

木耳枸杞炒肉丝

材料 猪瘦肉 250 克，莴笋 50 克，水发木耳、黄瓜各 30 克，枸杞子 15 克，樱桃 7 个。

调料 姜片、葱段各 5 克，盐少许。

做法

1 所有食材洗净，水发木耳切丝，莴笋去皮、切丝，猪瘦肉切丝，黄瓜切片。

2 锅中倒油烧热，下姜片、葱段爆炒，下肉丝炒至变色，加莴笋丝、木耳丝炒熟，加入枸杞子、盐略炒，装入盘内，用黄瓜片和樱桃装饰即可。

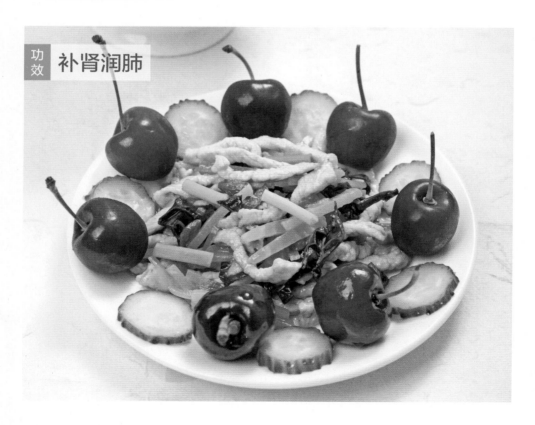

功效 **补肾润肺**

PART 5

分好季节养好肾
一年四季肾气足

春季是助阳气生发的好季节

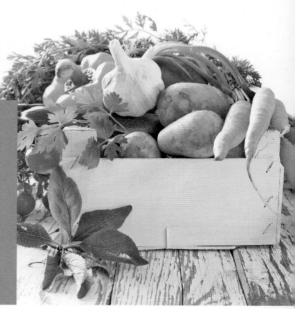

春天万物复苏，阳气生发，既是养肝的好时节，又是养肾护肾的好季节。这就要求人们根据春季生发舒畅的特点，注意保持体内阳气充沛，温补阳气。

春季容易感染疾病

中医认为，肝主木，肾主水。由于肾属水，而水能生木，因此，春季养肝也必须养肾。西医认为，春天比较容易感染病毒和细菌，破坏人体免疫系统，引起肾损伤。

春季益肾食材推荐

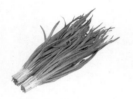

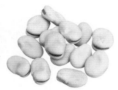

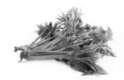

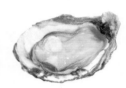

韭菜
温中下气
补肾益阳

蚕豆
补中益气
涩精实肠

香椿
补阳滋阴
养发固精

牡蛎
平肝潜阳
滋阴安神

春季益肾饮食清单

寒冷的刺激可使体内蛋白质分解加速，导致机体抵抗力降低而致病。所以，适当吃些富含蛋白质的食物，如大豆类、肉类、海产品等，能够帮助提高机体免疫力，保护肾功能。

适当增加富含维生素 C 的食材，如柑橘类、猕猴桃、红枣等，能帮助增强身体的抵抗力，保护肾阳气。

多吃些水分含量丰富的食物，如水果、蔬菜，对防止泌尿系统感染有重要作用；同时，每天的饮水量不少于 1500毫升，帮助冲刷尿道。

春季宜"省酸增甘"。在补肾养肾的同时，不要忘记春季为肝气旺盛之时，多吃酸味的食物会使肝气偏亢。所以，春季饮食调养宜选甘温之品。同时，忌辛辣、油腻、生冷及刺激性食物，对养阳气大有益处。

多食性偏温的食物，如韭菜、黄豆、菠菜、香蕉、南瓜等，能起到温热作用。

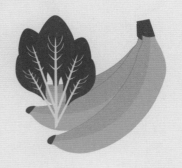

清炖南瓜牛肉

材料 牛腩 150 克，南瓜 350 克。

调料 葱段、姜片各 5 克，盐 3 克，葱花适量。

做法

1 牛腩切成 2 厘米见方的块，焯烫，洗净；南瓜去皮、去瓤，切成 3 厘米见方的块。

2 牛腩块放入锅中，加姜片、葱段和清水煮至八成熟，放入南瓜块，煮至牛腩熟烂后加盐调味，撒上葱花即可。

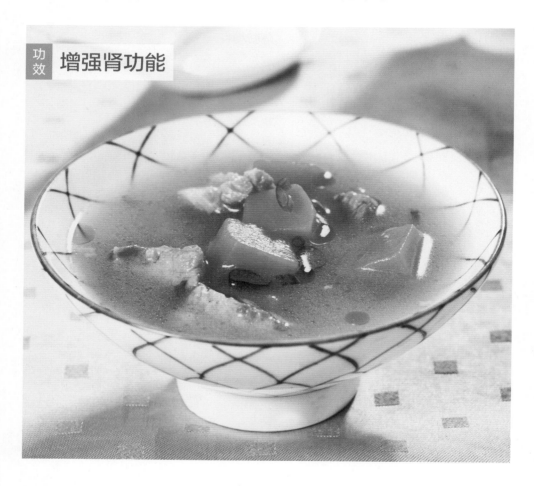

功效 **增强肾功能**

小米海参粥

材料 海参 30 克，小米 60 克。

调料 葱段适量，姜片适量，盐 1 克。

做法

1 小米淘洗干净；海参用温水泡发，去内肠，剖洗干净，切小块。

2 海参块加葱段、姜片煮开后，捞出葱姜，再把小米放入锅内，同熬成粥，加盐调味即可。

功效 补肾益精、滋阴补血

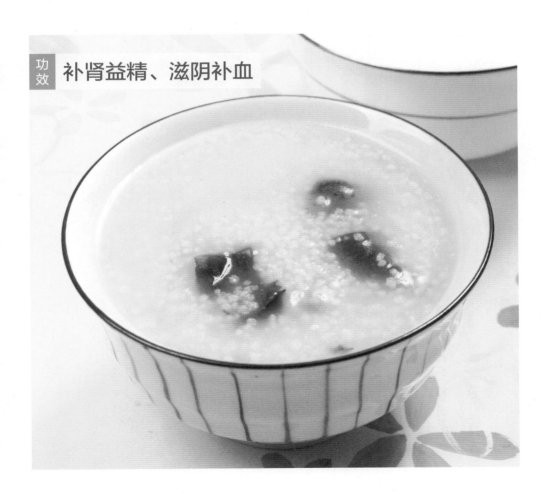

175

夏季养肾重在避暑和疏泄

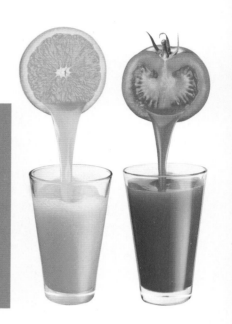

夏季天气炎热，人体新陈代谢旺盛，血液流通较快，皮肤毛孔全部舒展开来，阳气随之发散，肾气慢慢衰弱，应注意避暑。另外，疏泄也不可少，可以帮助人体排毒，减轻肾脏代谢负担。

夏季要注意脾胃的调养

夏季天气炎热，人体大量出汗，津液受损，人的食欲、消化吸收能力也会受影响。脾胃是后天之本，夏季肾病的防治，应该注意脾胃的调养，促进消化吸收。宜选择清淡、苦凉，富含营养，易消化的食物。

夏季益肾食材推荐

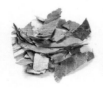

荷叶
消暑益气
止血凉血

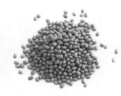

绿豆
清热解毒
消暑利水

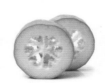

冬瓜
利尿消肿
清热解毒

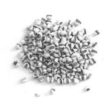

薏米
清热利尿
健脾燥湿

夏季益肾饮食清单

少喝啤酒多喝水。啤酒喝得过多，会使尿酸沉积肾间质及肾小管，损害肾；多喝水有利于尿液快速排出，从而保护肾。饮水量宜保持在每天 2000 毫升左右，出汗多时，还应酌情增加。

多喝粥。夏季宜多喝粥。瘦弱之人可喝白术山药粥，能健脾补肾、强壮肌肉；忙碌之人可喝莲子芡实粥，能健脾补肾、养心安神；嗜酒之人可喝莲藕绿豆粥，可减少酒精对肝肾的损害。

烹饪食物时可加些姜。姜不仅能去除生冷食物的寒性，还可起到护阳、畅阳的作用，对肾阳的保护也有一定作用。

适当在饮食中加入利水、渗湿、养阴的食材或药食两用食材，如茯苓、薏米、山药等，避免水湿、湿热导致的病症。

适当喝一些菊花茶、金银花茶，可以清热利水、养肾明目，对防治夏季中暑也有好处。

苹果菠萝姜汁

材料 苹果 300 克，菠萝（去皮）150 克，生姜 25 克。

调料 盐少许。

做法

1 苹果洗净，去皮除核，切丁；菠萝切丁，放淡盐水中浸泡约 15 分钟，然后捞出冲洗一下；生姜切碎。

2 将上述食材一同放入榨汁机中，加入适量饮用水搅打成汁后倒入杯中即可。

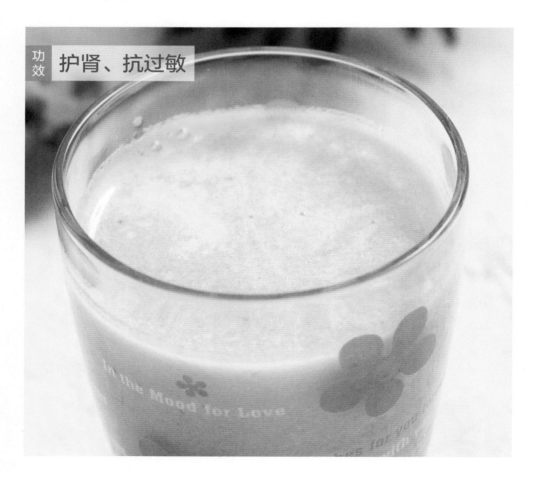

功效 护肾、抗过敏

薄荷粥

材料 鲜薄荷 10 克，大米 100 克。

调料 冰糖适量。

做法

1 鲜薄荷叶去老叶，清水洗净，沥干水分。

2 大米淘洗干净，直接放锅内，加水适量。

3 锅置火上，先用大火煮沸，转小火慢煮，米烂粥稠时倒入薄荷叶及适量冰糖，煮沸即可。

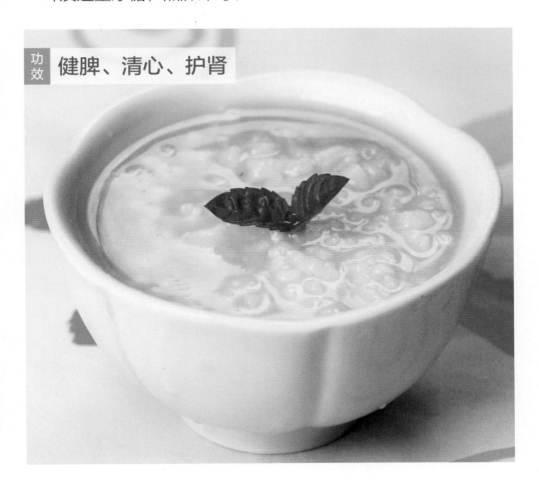

功效 健脾、清心、护肾

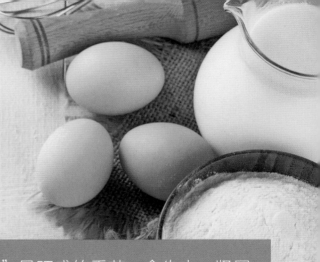

秋季宜滋阴，
养肾护精气

秋季是五行中"金气"最旺盛的季节，金生水，肾属性为水。因此，在金秋季节，对肾脏进行适当养护，能起到事半功倍的效果。

秋季吃滋阴的食物，补肾益肾

秋季最好多吃些具有滋阴养肾功效的食物，如黑芝麻、枸杞子等。在进补之前还可吃一些富有营养、易消化的食物，如禽蛋、山药、莲藕等。黑豆、黑米等黑色食物中含有丰富的微量元素和维生素，对五脏有补益效果，且大多有很好的补肾益肾功效，特别适合秋季食用。

秋季益肾食材推荐

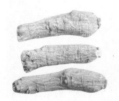

西洋参
泻热降火
养阴生津

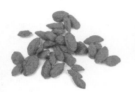

枸杞子
滋补肝肾
明目养血

黑芝麻
补气养血
益肝肾

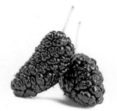

桑葚
补益肝肾
明目养血

秋季益肾饮食清单

秋季空气湿度小、气候干燥，人体易出现咽干、干咳等症状。因此，秋季应少食葱、姜、辣椒等辛辣食物，以免加重肾虚症状。

选择富有营养且易消化的食物，如禽蛋、山药等，帮助调理脾胃，为养肾打好基础。

多吃些白色食物，如白萝卜、薏米、山药等，能起到滋阴润肺的作用。早秋易脾阳不振，易于生湿酿痰，应该注重清肺化痰，可以选择川贝、荸荠、半夏等食材或药材，以燥湿化痰。

体内缺乏维生素 C 和维生素 B_1 容易导致秋乏，缺乏维生素 A 和维生素 B_2 可导致口干舌燥、皮肤干裂，所以进食富含维生素的蔬果，对于秋季补肾阳十分有益。平时可以多吃些猕猴桃、橙子、圆白菜、胡萝卜等。

秋季最好多吃些梨、黑芝麻、枸杞子等具有滋阴作用的食物。

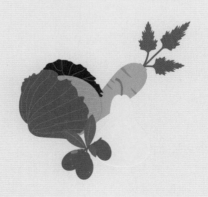

银耳枸杞玉米汁

材料　干银耳 10 克，枸杞子 5 克，玉米粒 50 克。

调料　冰糖 10 克。

做法

1 银耳泡发，择洗干净，撕成小朵；枸杞子洗净，泡软，切碎；玉米粒淘洗干净。

2 将上述食材倒入豆浆机中，加适量饮用水制成饮品，加冰糖搅拌至化开即可。

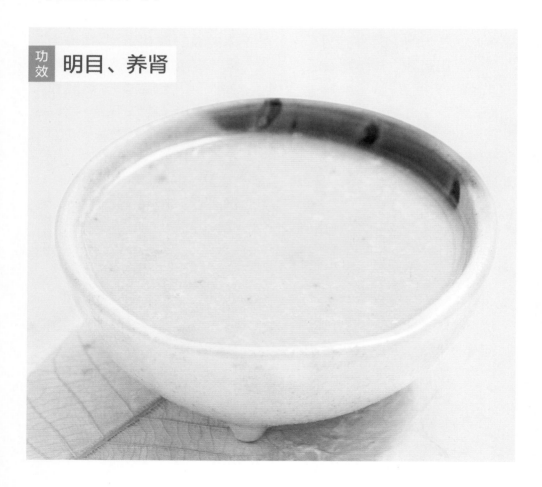

功效 **明目、养肾**

黑芝麻核桃粥

材料 黑芝麻 20 克，核桃仁 30 克，大米 50 克。

调料 白糖适量。

做法

1 核桃仁和黑芝麻分别洗净、沥干，核桃仁碾碎；大米淘洗干净，浸泡 30 分钟。

2 锅中加水煮沸，放入大米煮沸，转小火熬成粥。

3 放入核桃仁碎、黑芝麻熬煮至黏稠，加入适量白糖搅匀即可。

功效 **补肝肾、益精血**

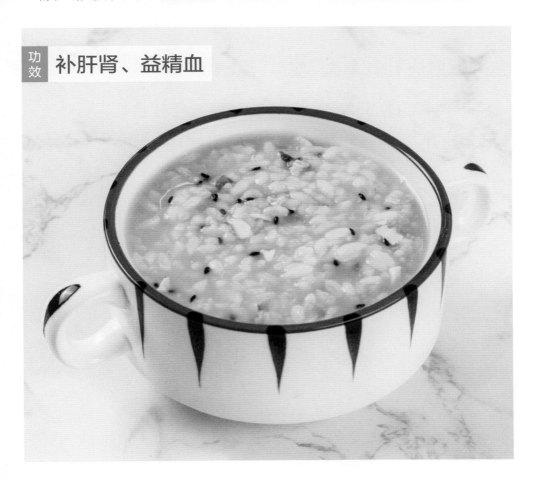

冬季养肾好时节，藏精纳气正当时

冬季气候寒冷，万物封藏，人的阳气也降到最弱，这时，要对肾气行"藏"。一来能够保证人体健康顺利地度过隆冬季节，二来也能为来年的阳气复苏提供足够的储备。因此，冬季是养肾和藏精纳气的最佳时节。

冬季适宜进补，早睡晚起，避寒保暖

冬季可选择海参、羊肉、红枣、枸杞子等食物，对补气益肾、生精养血有较好的功效。通过饮食调养可使阳气潜藏于体内，保养精气。在寒冷的冬季，人们的起居也要适应自然界的变化规律，适当延长睡眠时间，有利于人体阳气的潜藏和阴精的蓄积，以顺应"肾主藏精"的生理状态。

冬季养肾食材推荐

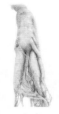

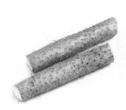

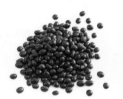

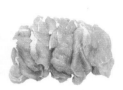

人参	山药	黑豆	羊肉
补脾益肺 生津止渴	补益气血 健脾养肾	乌发和血 补气益肾	补中益气 养护肝肾

冬季益肾饮食清单

多食一些温补益肾的食物，如羊肉、红枣、核桃等，慎食性寒凉的食物，如茭白等。

适当增加一些热量较高的食物，以补充身体所消耗的热量，有助于补益精血。

摄入充足的蛋白质、维生素、矿物质和适量脂肪。多食一些富含钙、铁、碘的食物，能够提高机体的御寒能力，补益肾气，如大豆及其制品、蛋黄、牡蛎、瘦肉等。

饮食宜少咸增苦。冬季肾气较旺，少吃咸味食物可以保护肾气。而苦味食物可补益心脏。苦瓜、莴笋等可以适量食用。

冬季吃黏硬、生冷的食物易损伤脾胃；过寒的食物容易刺激脾胃血管，使血流不畅，而血量减少将严重影响其他脏腑的血液循环，有损人体健康。因此，冬季饮食宜温热、松软，有助于补脾固肾。

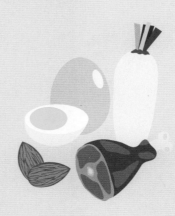

花生黑芝麻黑豆浆

材料 黑豆 50 克，熟花生米 20 克，黑芝麻 15 克。

调料 白糖 5 克。

做法

1 黑豆用水浸泡 10 小时，洗净；花生米洗净；黑芝麻冲洗干净，沥干。

2 将上述食材一同倒入豆浆机中，加水适量，按下"豆浆"键，直至豆浆机提示做好，加入白糖调味即可。

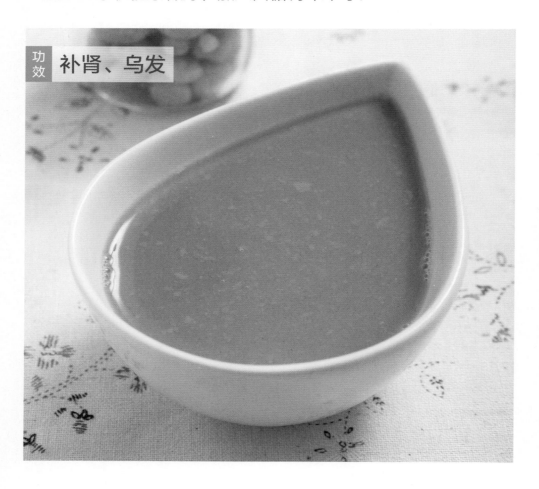

功效 补肾、乌发

羊骨滋补粥

材料　羊骨1根（约200克），大米100克，红枣8枚。

调料　盐3克，葱末、香菜段各5克。

做法

1　羊骨洗净，斩成两段；红枣洗净，去核；大米洗净，浸泡30分钟。
2　锅中加水、羊骨，煮沸，小火炖1小时；将羊骨中骨髓取出留在汤中，放入大米、红枣，煮沸后转小火煮30分钟，加盐、葱末、香菜段即可。

功效　**补肾暖胃**

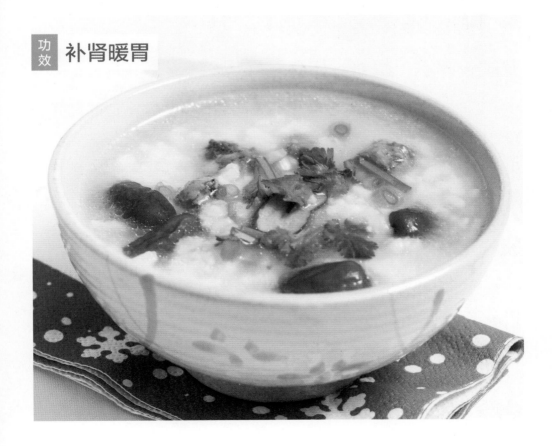

一天之中，酉时（17 点至 19 点）是养肾最佳时段

酉时是人体肾经最旺的时段

酉时是指下午 5 点（17 点）整至晚上 7 点（19 点）整，这个时段人体肾的经气最旺盛，全身的气血流经肾经，是人体进入储藏精华的阶段。此时若能科学养肾，能够达到事半功倍的效果。同时，也是肾虚患者补肾的最佳时段。

空腹一杯水，帮助肾和膀胱排毒

酉时前的申时是膀胱经气旺盛的时段，也是排泄的高峰时段。而到了酉时，虽然排泄高峰已过，但是排泄周期没有完全结束，此时空腹喝一杯白开水，可以在身体排毒后再对肾和膀胱进行清理，大大降低了毒素对肾和膀胱的危害。

晚餐宜清淡，饮酒要限量

晚餐口味要以清淡为主。最好选用富有营养、易消化的食物，少吃油腻难以消化的食物。富含蛋白质、脂肪的食物也要少吃，以免增加肠胃负担，影响晚间休息。同时，晚餐口味过重、吃得过于丰盛，均会导致尿中钙浓度增高，增加患尿路结石的风险。

此外，因为酒精经过肝脏分解时需要多种酶和维生素的参与，因此饮酒要限量，尽量不饮酒。

酉时运动最养肾

饭后，胃处于充盈状态，需要足够的血液才能保证消化。如果饭后立即活动，血液就会分散一部分用于满足其他部位的需要，胃肠得到的血液就会减少，不利于消化。因此，饭后最好休息半小时再运动。

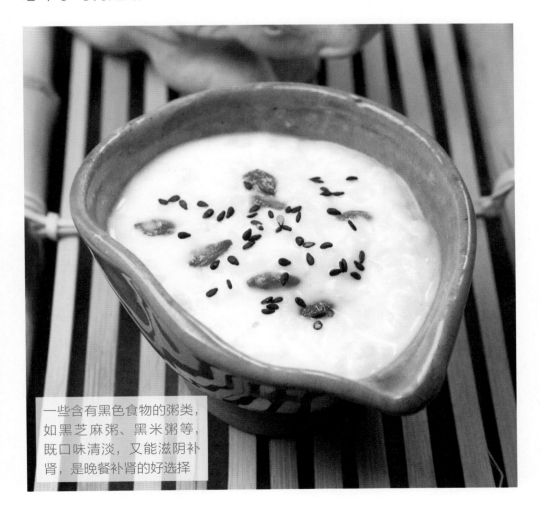

一些含有黑色食物的粥类，如黑芝麻粥、黑米粥等，既口味清淡，又能滋阴补肾，是晚餐补肾的好选择

酉时肾经气血旺盛，在酉时散步有助于促进消化和吸收，增强脾胃功能，预防各种肠胃疾病。最好在 17：30 之前把饭吃完，休息一段时间后，到 18：00 开始散步或适当运动。

特别要注意的是，冬季室内外温差较大，饭后不宜立即外出，否则容易引起风寒头痛，还会增加心脏的供血负担。因此，饭后应坐下来休息片刻，30 分钟以后再出门活动。

逍遥步：酉时最佳散步法

逍遥步有利于充分调动肾的精气，让人气血充盈、神清气爽，既锻炼脏腑经络，又锻炼四肢筋骨，有助于益肾气。

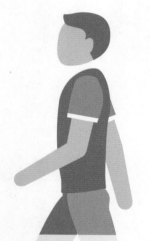

根据自己的喜好，饭后进行一些运动，如散步、慢跑等，对肾是十分有益的

1. 两肩完全放松，用肩带动颈部、胸部、腰部、胯部和手臂运动。两手手指自然微曲，手腕略微向内侧转动，使两手的劳宫穴（握拳时中指指尖指向处）保持相对的状态。

2. 两脚左右相隔约 10 厘米，膝关节略微弯曲，向前迈步如猫状。抬腿时，脚跟先提起，大脚趾轻点地；落脚时，脚跟内侧先着地，脚尖跷起，如此循环前进。

3. 进行自然腹式呼吸，深慢细长。在不憋气的前提下，一次呼吸过程越长，走得越远，锻炼的效果就越好。

PART 6

不同肾病患者的饮食调理

慢性肾功能衰竭

慢性肾功能衰竭（chronic renal failure，CRF）指各种慢性肾脏病引起的肾小球滤过率（GFR）下降和肾脏其他功能损害，及由此产生的代谢产物潴留，水、电解质及酸碱代谢紊乱和全身各系统症状组成的临床综合征，简称"慢性肾衰"。

慢性肾衰的分期

我国对慢性肾衰分为以下四个阶段:（1）肾功能代偿期;（2）肾功能慢性失代偿期;（3）肾功能衰竭期（尿毒症前期）;（4）尿毒症期。

慢性肾衰竭分期	肌酐清除率（Ccr）（毫升/分钟）	血肌酐（Scr）（微摩/升）
肾功能代偿期	50～80	133～177
肾功能失代偿期	20～49	178～442
肾功能衰竭期	10～19	443～707
尿毒症期	<10	≥707

目前国际公认的慢性肾脏病分期依据美国肾脏基金会制定的指南分为1~5期，即CKD1期至CKD5期。该分期方法已被我国广泛用于慢性肾衰的分期，见下表。

美国肾脏基金会专家组对慢性肾脏病（CKD）分期的建议

分期	特征	肾小球滤过率（GFR）（毫升/分钟）	治疗重点
1	已有肾病，GFR 正常	≥90	GFR 无异常，重点诊治原发病；减慢 CKD 进展
2	GFR 轻度降低	60～89	重点减慢 CKD 进展；降低心血管病危险
3a	GFR 轻到中度降低	45～59	减慢 CKD 进展；评估、治疗并发症
3b	GFR 中到重度降低	30～44	
4	GFR 重度降低	15～29	综合治疗；透析前准备
5	终末期肾脏病（ESRD）	<15 或透析	如出现尿毒症，需及时替代治疗

慢性肾衰患者的临床表现

01 水、电解质代谢及酸碱平衡紊乱

常出现代谢性酸中毒、水钠潴留、钾代谢紊乱（应特别重视高钾血症）、钙磷代谢紊乱（常见高磷血症和低钙血症）等。

02 消化系统

比较常见，较早出现。主要症状有食欲不振、恶心、呕吐、口腔有尿味。胃与十二指肠的炎症、溃疡、出血等比较常见。

03 血液系统

肾性贫血和出血倾向，可伴有缺铁、营养不良、出血等，这些因素会加重贫血。

04 心血管系统

高血压、心力衰竭、心肌病与心包炎、动脉粥样硬化和血管钙化等。

05 **神经肌肉系统**
表现为失眠、注意力不集中、记忆力减退。尿毒症时，常有反应淡漠、谵妄、抑郁、幻觉、抽搐、嗜睡、昏迷、精神异常等。周围神经病变较为常见，四肢麻木尤为显著。

06 **呼吸系统**
体液过多或酸中毒时，可出现气促、气短，严重酸中毒可致深而大的呼吸。体液过多、心功能不全可引起肺水肿或胸腔积液。

07 **内分泌功能及其他**
活性维生素 D 与红细胞生成素的生成不足，血管紧张素 II 过多，可有继发性甲状旁腺功能亢进等。部分患者可有皮肤瘙痒、色素沉着、性腺功能减退等。

慢性肾衰的营养疗法

营养疗法宜采用优质低蛋白（高生物价蛋白质，即富含必需氨基酸的蛋白质）饮食，以提高慢性肾衰患者生活质量、改善预后。慢性肾衰患者每天蛋白质摄入量一般为 0.6 ~ 0.8 克 / 千克体重，饮食中动物蛋白与植物蛋白（包括大豆蛋白）应保持合理比例，一般为 1 : 1；对蛋白质摄入量限制较严格（每天 0.6 克 / 千克体重）的患者，动物蛋白可占 50% ~ 60%。

如有条件，在低蛋白饮食（每天 0.4 ~ 0.6 克 / 千克体重）的基础上，可同时补充适量（0.1 ~ 0.2 克 / 千克体重）的必需氨基酸或（和）α－酮酸，此时饮食中动物蛋白和植物蛋白的比例可不必限制。α－酮酸疗效优于必需氨基酸。

保证热量的充分供给

慢性肾衰患者每天摄入热量一般为 30 ~ 35 千卡 / 千克。

调整水分、钠和钾的摄入量

适当限制钠摄入量，一般每天氯化钠摄入量控制在6~8克。有明显水肿、高血压者，钠摄入量一般要控制在2~3克（每天氯化钠摄入量控制在5~7克），个别严重病例每天钠可限制为1~2克（每天氯化钠摄入量控制在2.5~5克）。

对慢性肾衰患者的轻度低钠血症，一般不必积极处理，而应分析其不同原因，只对真性缺钠者谨慎地补充钠盐。对严重缺钠的低钠血症者，也应有步骤地逐渐纠正低钠状态。

慢性肾衰患者易发生高钾血症，严重高钾血症（血清钾 > 6.5毫摩/升）有一定生命危险，应引起高度重视。避免含钾量高的食物，如海带、豆类、紫菜、榨菜和香蕉等，避免输入陈旧血，避免使用某些含钾高的中药汤剂和保钾利尿剂等。

应限制含磷较高食物的摄入

高磷血症是慢性肾衰患者引起继发性甲状旁腺功能亢进和肾性骨病的重要原因，故应限制磷的摄入量（每天磷的摄入量控制在800~1000毫克）。慢性肾衰患者应采用优质低蛋白饮食，这也有利于控制高磷血症。此外，应限制高磷食物的摄入，如蛋黄粉、酵母、瓜子仁、海米、豆类和全脂奶粉等。必要时宜应用磷结合剂治疗。

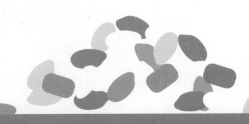

豆类的磷含量和嘌呤含量通常都较高，肾功能不全的人要限制豆类的摄入

莲藕胡萝卜汤

材料 莲藕400克，胡萝卜半根，花生米20粒，干香菇1朵。

调料 清汤、盐各适量。

做法

1 莲藕洗净，去皮，切块；胡萝卜去皮，洗净，切滚刀块；花生米用温水泡开，去皮；干香菇用温水发好，洗净，去蒂，切块备用。

2 锅置火上，倒植物油烧至六成热，放入香菇块煸香，再放入胡萝卜块煸炒片刻。

3 砂锅倒入清汤，大火煮沸后放入莲藕块、花生米、香菇块、胡萝卜块，小火煲1小时，放入盐即可。

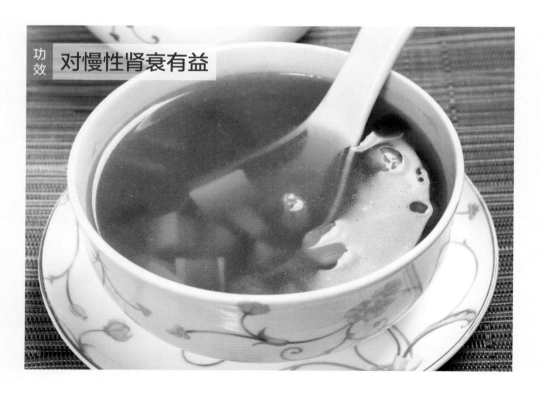

功效 对慢性肾衰有益

土豆沙拉

材料 土豆150克，小萝卜100克，黄瓜100克。

调料 橄榄油5克，醋10克，盐2克，胡椒粉少许。

做法

1 土豆、小萝卜、黄瓜洗净，土豆去皮；所有蔬菜均切成大小适宜的块。

2 土豆块沸水煮熟。

3 土豆块、萝卜块、黄瓜块一起放入碗中，加橄榄油、醋、盐、胡椒粉搅拌均匀即可。

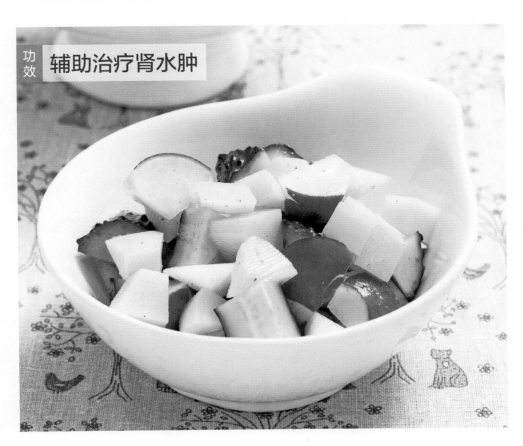

功效 辅助治疗肾水肿

肉丝炒韭黄

材料 韭黄 200 克，肉丝 100 克。

调料 老抽、盐各 2 克，酱油 3 克，水淀粉 5 克。

做法

1 韭黄洗净，切段；肉丝用老抽、水淀粉腌渍，放油锅中炒至变色，盛出。

2 油锅烧热，下韭黄段炒软，倒肉丝，加盐、酱油炒熟即可。

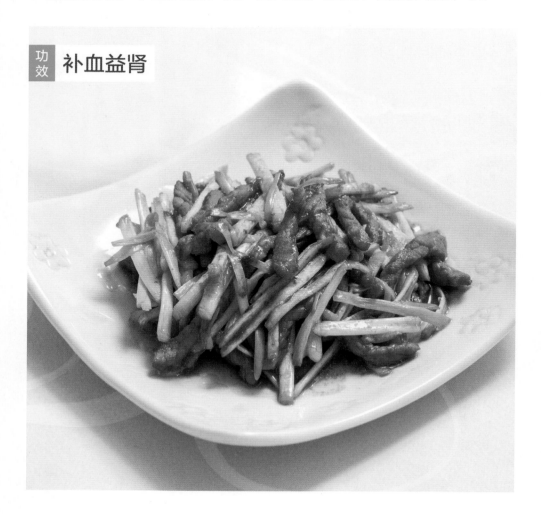

功效 补血益肾

小白菜冬瓜汤

材料　小白菜 100 克，冬瓜 150 克。

调料　盐 2 克。

做法

1 小白菜洗净，去根，切小段；冬瓜去皮、瓤，洗净，切小块。

2 锅中放适量清水烧开，放入冬瓜块，小火煮 5 分钟左右，放入小白菜段煮熟，加盐调味即可。

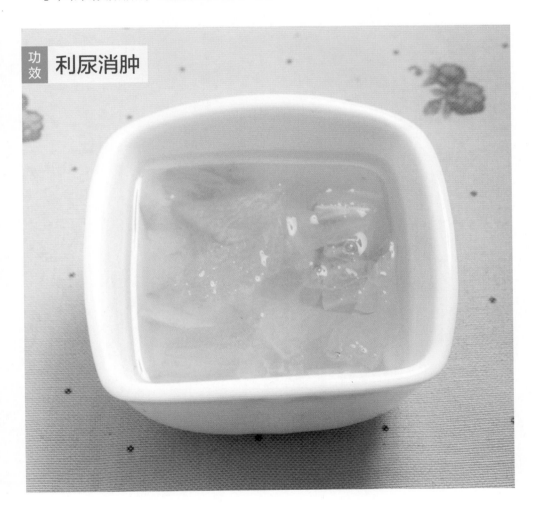

功效　利尿消肿

胡萝卜羊肉粥

材料　羊肉、胡萝卜各 50 克，大米 100 克。

调料　葱末、姜末、陈皮各 5 克，盐适量。

做法

1 大米洗净，浸泡 30 分钟；羊肉、胡萝卜分别洗净后切丁；陈皮洗净。

2 锅内加水烧开，放入大米大火煮开转小火煮 20 分钟，加羊肉丁、陈皮、胡萝卜丁、姜末继续煮 30 分钟后，加盐，撒上葱末即可。

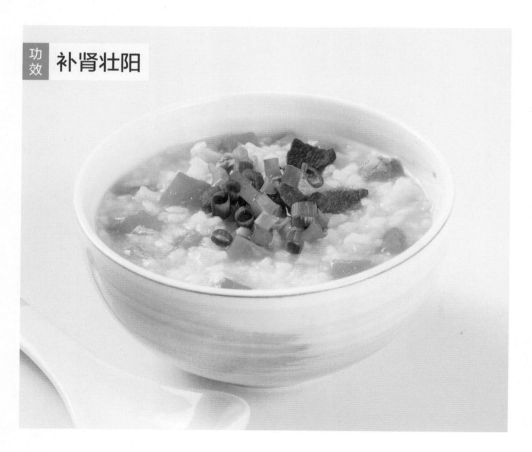

功效 **补肾壮阳**

油菜奶汁

材料　油菜、牛奶各 150 克。

调料　蜂蜜适量。

做法

1 油菜洗净，去根，切段，焯水，捞出备用。

2 油菜与牛奶一同放入榨汁机中，搅打成汁。

3 将打好的油菜汁倒入杯中，加入蜂蜜调匀即可。

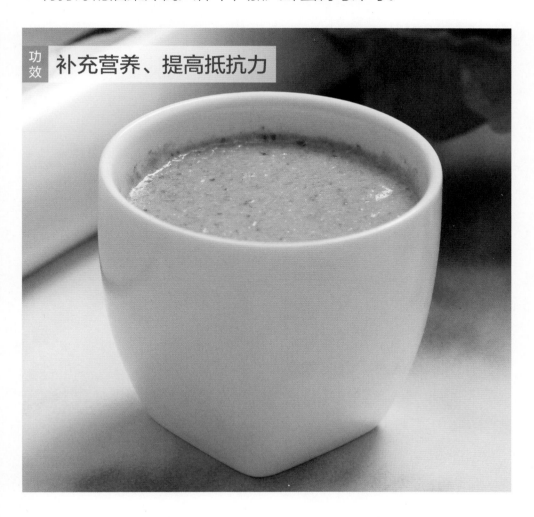

功效　补充营养、提高抵抗力

肾结石

肾结石为泌尿系统常见病，青壮年男性多发，50% 左右的肾结石患者有不同程度的腰痛。结石较大时，其移动度受限，会表现为腰部酸胀不适，或活动增加时有隐痛或钝痛；结石较小时，可引起肾盂或输尿管梗阻，引发绞痛，常骤然发生腰腹部刀割样剧烈疼痛，呈阵发性。

结石的类型

根据成分的不同，结石有草酸钙结石、磷酸盐结石、胱氨酸结石以及尿酸结石。

草酸钙结石	磷酸盐结石	胱氨酸结石	尿酸结石
最常见的肾结石，占肾结石的 80% 以上，发病多为男性，大都与饮食关系密切	有磷酸钙结石和磷酸铵镁结石。前者占结石的 6%～9%，青壮年男性多发；后者老年女性多见	由胱氨酸与赖氨酸、精氨酸或鸟氨酸结合并生长形成，占所有结石的 1%～3%	体内嘌呤代谢异常以及过多摄入高嘌呤食材，导致血尿酸偏高，易造成尿酸结石

肾结石的表现因人而异

● 大多数患者可以没有症状

除非肾结石落到输尿管造成输尿管梗阻，否则大多数肾结石患者没有明显症状。

● 常见症状有哪些

常见症状有腰腹部绞痛、恶心、呕吐、烦躁不安、腹胀、血尿等。如果合并尿路感染，可出现畏寒发热等现象。如果是急性肾绞痛，则表现为剧烈疼痛。结石梗阻引起严重肾积水时，可在腰部或上腹部扪及包块。

● 尿液检查可以帮助诊断

患者有时无疼痛感，可出现血尿，或者血量极微的尿，肉眼看不出来。体检时，用显微镜检查尿液离心后的沉渣，可以看到红细胞数目过多，这可能是肾结石的早期征兆。

肾结石患者如何进行饮食调理

● 草酸钙结石患者

草酸钙结石的患者，在饮食方面要注意以下方面：

1 **多喝水：**多喝水能够降低结石基质在尿液中的浓度，减少结石继续发展。另外，喝水产生尿液之后，会把小的结石碎屑、颗粒冲刷出来

2 **避免食用含草酸高的食物：**草酸钙结石患者在日常生活中，对含草酸高的食物，要尽量少吃。草酸高的水果，如蓝莓等，要尽量少吃；但是草酸高的绿叶蔬菜，不能不吃，因为其对人体纤维素以及维生素的获取比较重要。建议在做绿叶菜时，先用开水焯，然后捞出来，用凉水冲，用手拧，将绿汁去掉，可以去除草酸

3 **适量食用含钙食物：**对含钙丰富的食物，如牛奶、鸡蛋、豆制品等，应注意适量食用。若摄入过多钙物质，容易造成结石的复发

4 **增加新鲜蔬果的摄入：**蔬果中维生素 C、钾含量丰富，有助于利尿，促进结石溶解

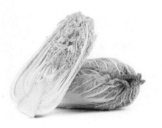 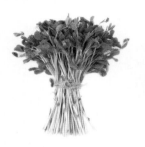 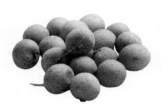

每100克大白菜中含维生素C 31毫克，维生素E 0.76毫克。

每100克豌豆苗含维生素C 67毫克，维生素B_2 0.11毫克。

每100克桂圆含维生素C 43毫克，维生素B_2 0.14毫克。

● 磷酸盐结石患者

磷酸盐结石患者要限钙和磷。每天钙摄入量控制在500毫克以下（甲状旁腺功能亢进者为300毫克以下），磷每天的摄入量限制在800毫克以下。

含钙高的食物，如牛奶、大豆、虾等，在治疗期间尽量少吃。蔬菜中，根茎类蔬菜一般含钙量较高，且含有较多草酸盐，所以，肾结石患者要减少这类食材的食用。

这些蔬菜含钙量高，应少食	
蔬菜	钙含量（毫克/100克）
油菜	153
苋菜	187
芥菜	230
荠菜	294

含磷高的食物有动物内脏、海鱼等，也应限制食用量。

适量增加米、面等的摄入，能够促进尿液呈酸性，有助于结石的溶解。

西芹菠菜汁

材料 西芹、彩椒各 50 克，菠萝（去皮）150 克，柠檬 30 克。

调料 盐少许。

做法

1 西芹择洗干净，切段；彩椒洗净，去子，切小块；菠萝切小块，放盐水中浸泡约 15 分钟，捞出冲洗一下；柠檬洗净，去皮和子，切小块。

2 将上述食材放入果汁机中，加入适量饮用水搅打均匀即可。

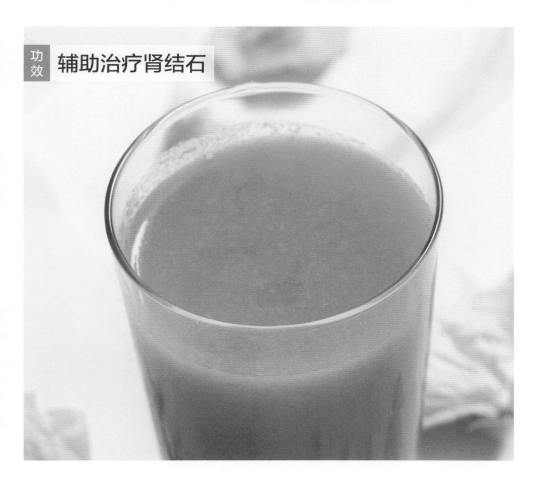

功效 辅助治疗肾结石

番茄西蓝花

材料　番茄 100 克，西蓝花 150 克。

调料　盐 3 克，葱花 5 克。

做法

1 西蓝花洗净，掰小朵，放入沸水中焯烫后过凉；番茄洗净，放入沸水中焯烫后去皮，切成月牙瓣。

2 锅中放油烧热，爆香葱花，放入番茄块炒一会儿，再放入西蓝花，加入盐调味即可。

功效 **增强抵抗力**

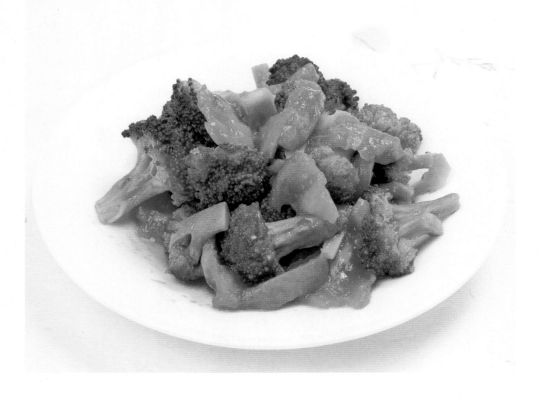

黄瓜木瓜柠檬汁

材料 木瓜 300 克，黄瓜 100 克，柠檬 50 克。

做法

1 黄瓜洗净，切块；木瓜洗净，去皮除子，切块；柠檬切小片。

2 将所有材料放入榨汁机中，加适量饮用水榨汁即可。

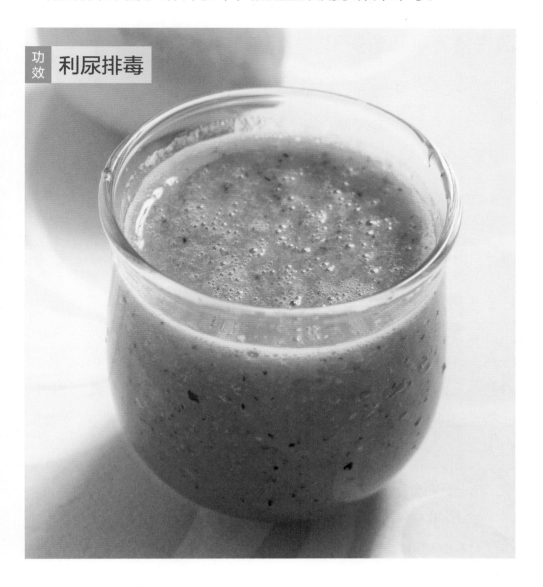

功效 **利尿排毒**

急性肾炎

急性肾炎即急性肾小球肾炎，大多是因溶血性链球菌感染产生免疫反应，抗原－抗体复合物沉积在肾小球，继而引起病理改变，造成炎症和损伤。

急性肾炎以儿童多见

急性肾炎可以发生在任何年龄，儿童多见。

1 晨起时面部（尤其是眼睑）水肿，数天后可遍及全身

2 尿量减少，血尿、轻中度蛋白尿，有时可有白细胞尿

3 发病初期常有波动性高血压以及全身不适、腰痛、头痛、厌食等

急性肾炎的饮食调理

● 每天摄入维生素 C300 毫克

一般正常人每天维生素 C 的推荐摄入量为 100 毫克，而急性肾炎患者为 300 毫克。所以，要增加新鲜的绿叶蔬菜、水果进食量，如猕猴桃、柿子椒、西蓝花、鲜枣等可适量多食。另外，B 族维生素、维生素 A 等也有助于肾功能恢复，平时注意增加摄入。

● 合理饮食，调控蛋白质摄入

应给予富含维生素的低盐饮食，蛋白质摄入量保持约每天 1 克 / 千克体重。出现肾功能不全时，应限制蛋白质摄入，多选

择优质蛋白质，如牛奶、鸡蛋和瘦肉等。

● **足量的碳水化合物，补充热量**

补充碳水化合物能够防止体力不足，也可使食物供给的少量蛋白质用于组织恢复。另外，虽然脂肪的摄入不限，但饮食宜清淡，少食动物油，不吃油炸食品。

● **限制钾、钠以及水分的摄入**

根据尿量和水肿情况，采用低盐、无盐或少钠饮食。咸菜、腐乳、咸蛋等腌制品不宜吃，加有小苏打的馒头、挂面、饼干也不宜吃。另外，要记录患者的入液量和出液量。出现严重水肿或少尿时，每天的入液量要控制在 1000 毫升以内。

患者在少尿或无尿时容易出现钾潴留，要严格控制钾的摄入。水分限制在 500 毫升 / 天。鲜蘑菇、红枣、贝类、豆类等要限制食用或避免食用。

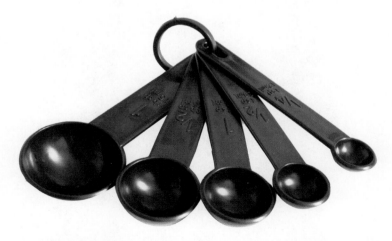

轻症急性肾炎患者每日的烹调用盐量为 4 克左右；中、重度患者用盐量为 2~3 克（相当于 10~15 毫升酱油），必要时应无盐饮食。为避免钠的摄入量超标，可以用限盐匙来掌握量。常见的有 1.25 克限盐匙、2.5 克限盐匙等

番茄炒菜花

材料　菜花 300 克，番茄 100 克。

调料　葱花 3 克，盐 1 克。

做法

1 菜花去柄，洗净后切小朵，焯烫一下；番茄洗净，去皮，切块。

2 锅内倒油烧至六成热，下入葱花爆香，倒入番茄块煸炒，下入菜花翻炒至熟，加盐即可。

功效 **保护肾脏、抗衰老**

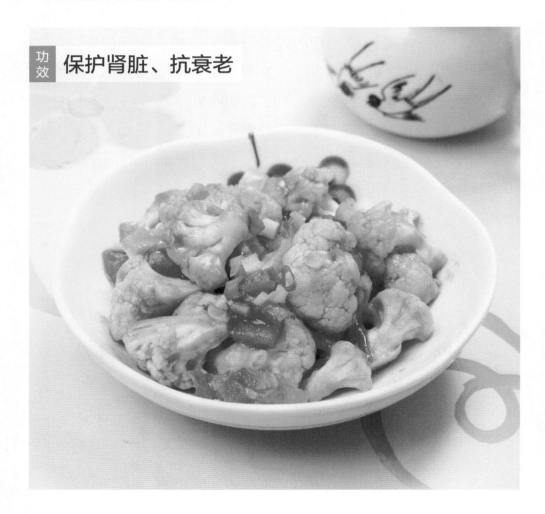

木瓜杏仁银耳羹

材料　水发银耳 50 克，木瓜 350 克，北杏仁、南杏仁各 10 克。

调料　冰糖适量。

做法

1 南、北杏仁去外皮，洗净；木瓜洗净，去皮除子，切块。

2 将上述材料一起放入炖煲内，加适量开水、冰糖炖煮 20 分钟即可。

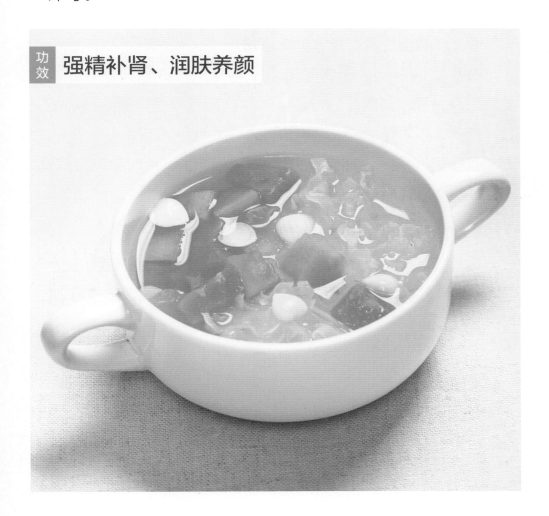

功效　**强精补肾、润肤养颜**

慢性肾炎

慢性肾小球肾炎简称慢性肾炎，以蛋白尿、血尿、高血压、水肿为基本临床表现。24 小时尿蛋白为 1.5～3.5 克，病变缓慢进展，可有不同程度的肾功能减退，有肾功能恶化倾向，可发展为慢性肾衰，以青中年男性多见。

慢性肾炎的表现呈多样化

● 大多数慢性肾炎患者起病缓慢

多数慢性肾炎的起病隐匿，不易察觉，进展缓慢。临床可表现为蛋白尿、血尿、高血压、水肿，可有不同程度的肾功能减退，病情时轻时重、迁延，渐进性发展为慢性肾衰。

血压控制不好、感染、劳累或用肾毒性药物均会加重病情，甚至导致慢性肾衰。

● 实验室检查可见尿液异常

实验室检查多为轻度尿异常，尿蛋白常在 1～3 克 / 天，尿沉渣镜检红细胞增多，可见管型。肾功能可有不同程度减退。

慢性肾炎的饮食调理

● 限制钠摄入

每天盐摄入量 2～3 克为宜；水肿严重时，控制在 2 克以内。定期检查血中钾、钠水平。

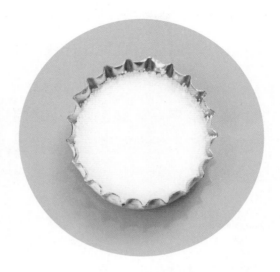

每天半啤酒瓶盖盐为宜，不宜过多，以免加重肾的负担。图中所示为一啤酒瓶盖的盐，慢性肾炎患者每天盐的摄入量要减半

● 限制蛋白质摄入

尿蛋白丧失不多，1~2克/天时，普通饮食，略限制盐摄入。如蛋白质丧失较多或血浆蛋白轻度低下，无显著氮质血症时，每天摄入蛋白质 0.8~1.0 克/千克体重，优质蛋白质占一半以上。

辅治慢性肾炎的药膳方

● 药膳方一

大米 10 克，小麦 30 克，甘草 6 克，红枣 4 枚。材料加水 500 毫升，煎汤饮用。每天分次食用，连服 7~10 天。

● 药膳方二

白茅根 200 克，洗净，加水适量，煎半小时，捞出药渣，加入淘净的红豆 60 克、大米 200 克，煮成粥食用。

橘子油菜汁

材料 橘子、油菜各 100 克，柠檬、胡萝卜各 50 克。

做法

1 胡萝卜洗净，去皮，切小块；油菜洗净，入沸水中炒烫一下，捞出过凉，切小段；橘子、柠檬均去皮除子，切小块。

2 将上述材料放入果汁机中，加入适量饮用水搅打均匀即可。

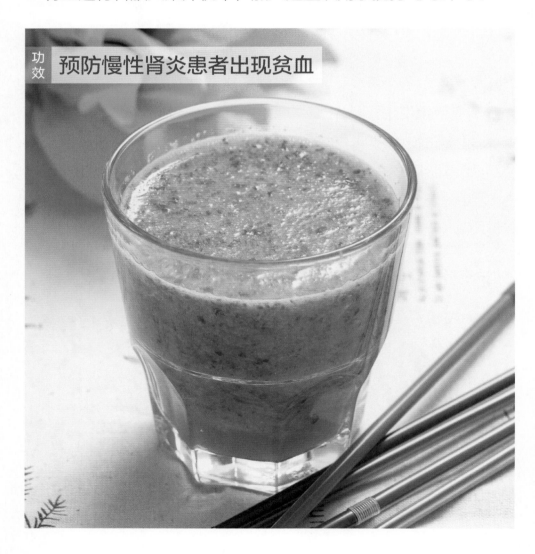

功效 预防慢性肾炎患者出现贫血

鸭肉芹菜蛋黄粥

材料 糯米 100 克，芹菜 20 克，鸭肉 50 克，熟蛋黄 1 个。

调料 葱末、姜丝各 5 克，胡椒粉适量。

做法

1 糯米洗净，浸泡 4 小时；鸭肉洗净，切片；熟蛋黄切小粒；芹菜洗净，切丁。

2 锅内倒水烧开，放糯米煮沸，转小火煮至熟，放鸭片、蛋黄粒、姜丝、芹菜丁煮熟，撒胡椒粉、葱末即可。

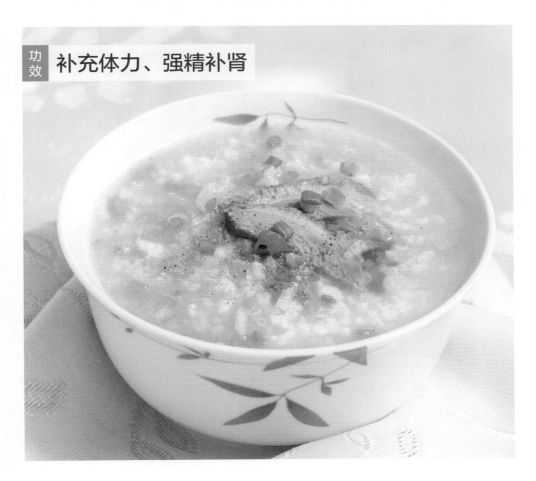

功效 补充体力、强精补肾

肾病综合征

肾病综合征是以大量蛋白尿（尿蛋白 24 小时超过 3.5 克）、低蛋白血症（血浆白蛋白低于 30 克 / 升）、水肿和血脂异常为主要特征的临床症候群，被称为"三高一低"，同时可伴随其他代谢紊乱。

肾病综合征的诊断标准

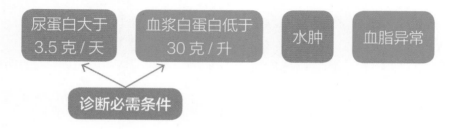

尿蛋白大于 3.5 克 / 天　　血浆白蛋白低于 30 克 / 升　　水肿　　血脂异常

诊断必需条件

肾病综合征的饮食调理

肾病综合征患者的饮食调理重在纠正"三高一低"，通常采用高热量、限钠以及控制脂肪的饮食方式。

● 控制脂肪摄入量

肾病综合征患者血脂异常，血液黏稠，有血栓、栓塞并发症及肾小球损伤的危险，患者在饮食上要注意选择低脂肪的食物，饮食要少油、少盐，以清淡为主。

● 供给足够热量

每天的热量按照 30 ~ 35 千卡 / 千克体重供给，总热量的摄入在 2000 ~ 2500 千卡。饮食最好多样化，以增进食欲。

● 调整蛋白质的摄入

肾病综合征患者的大量血浆蛋白从尿中排出，人体蛋白质降低而处于低蛋白血症状态。肾功能良好的患者，在肾病综合征的早期、极期，适当给予较高的优质蛋白质，每天可以按照1.0~1.5克/千克体重供给蛋白质。在供给高蛋白饮食时，优质蛋白质要占60%~70%。对于慢性、非极期的患者，每天应按照0.8~1.0克/千克体重摄入适量优质蛋白质，以减缓慢性肾功能损害的发展，也有利于尿蛋白的控制。

需要注意的是，当患者出现氮潴留时，要限制蛋白质的摄入，通常，每天摄入50克蛋白质即可。

● 限制钠盐摄入

患者需要根据自身水肿情况，将钠的摄入量控制在1000~1500毫克/天，水肿严重的人要限制在500毫克/天以下。含钠丰富的食物要远离，如豆腐乳、咸菜、咸蛋等。食盐不要超过2克/天（相当于酱油10毫升）。水肿消退后，可以适当放宽钠的摄入量。

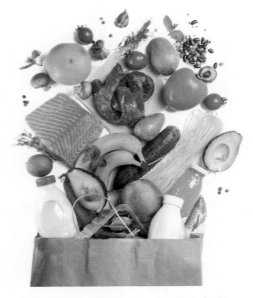

由于排出大量蛋白尿，肾病综合征患者很容易缺乏钙、磷、铁及维生素，所以，要加强维生素、钙、铁、磷的摄入。牛奶是补钙佳品，胡萝卜、西蓝花、猕猴桃等都含有丰富的维生素C，平时可以适量多吃

松子仁炖豆腐

材料 豆腐 400 克，松子仁（炒）20 克。

调料 鲜汤适量，盐 1 克，葱末 5 克，白糖少许。

做法

1 豆腐洗净，切块，煮至豆腐浮出水面，捞出，沥水。

2 锅中倒适量油烧热，加鲜汤和豆腐块，待烧开后转小火炖 5 分钟，加盐、白糖调味，放松子仁，见汤汁剩一半时撒入葱末即可。

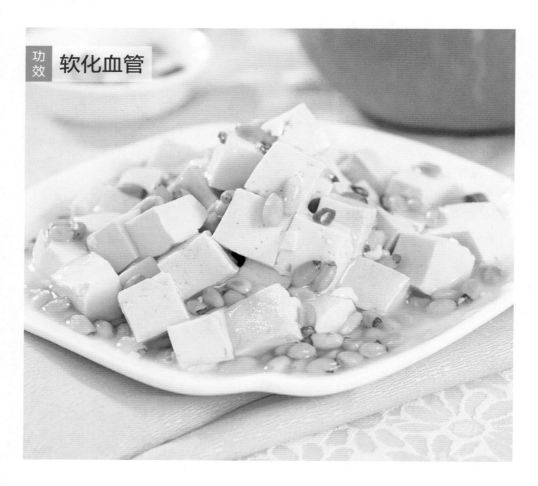

功效 **软化血管**

香蕉苹果牛奶饮

材料 香蕉 50 克，苹果 100 克，牛奶 250 克。

调料 蜂蜜适量。

做法

1 苹果削皮去核，切小块；香蕉剥皮，切小块。

2 将苹果块、香蕉块、蜂蜜连同牛奶一起倒入全自动豆浆机中，按下"果蔬汁"键，豆浆机提示做好后倒入杯中即可。

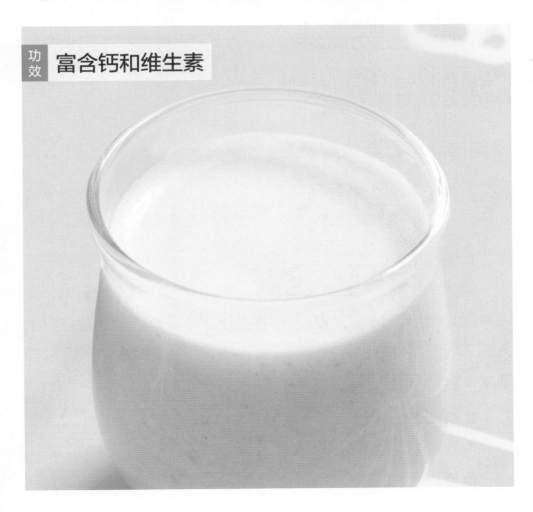

功效 **富含钙和维生素**

尿路感染

尿路感染是由病原微生物侵入泌尿系统，并在尿路黏膜生长、繁殖，引起的尿路急性或慢性炎症。尿路感染是临床常见病和多发病，女性发生率高。尿路感染临床表现差异较大，从无症状的菌尿、膀胱炎到典型的急性、慢性肾盂肾炎，也可发生严重并发症如脓毒血症等。经积极的抗感染治疗，多数可以痊愈。少数伴有基础疾病者可反复发作，或导致肾功能不全。

根据尿路感染的部位不同，分为上尿路感染和下尿路感染。前者主要指肾盂肾炎，后者主要指膀胱炎。尿路感染又可分为急性尿路感染和慢性尿路感染。

尿路感染有哪些临床表现

典型临床表现是尿路刺激症状，如尿频、尿急、尿痛或尿道灼热感，可伴有肉眼血尿。部分典型患者自诉排尿时疼痛。

● 急性单纯性膀胱炎

常见于健康年轻女性。多为上行感染所致，常突然起病，主要表现为尿频、尿急、尿痛，可伴有下腹部不适感及耻骨联合上压痛。一般不伴发热及全身表现。通常有白细胞尿，约30%有血尿，偶有肉眼血尿。

● 急性肾盂肾炎

急性起病，患者常表现为明显的全身症状和肾脏局部症状。

体征： 体温多在38℃以上，肾区叩击痛和肋脊角压痛。

化验： 血白细胞总数升高，血沉增快，血培养呈阳性。尿常规有大量白（脓）细胞，可见白细胞管型。

● 慢性肾盂肾炎

常伴有尿路感染反复发作史多年。临床表现不典型，尿路刺激症状不显著。急性发病时可有典型的急性肾盂肾炎表现，晚期可伴肾功能不全，表现为乏力、腰酸、高血压、水肿、夜尿增多等。当肾盂肾炎同时有下列情况之一者，可诊断为慢性肾盂肾炎：（1）在静脉肾盂造影影像上可见肾盂肾盏变形、缩窄；（2）B超检查显示肾脏外形凹凸不平，且两肾大小不等；（3）肾小管功能持续性损害，如肾小管性蛋白尿、肾脏浓缩功能减退等。

尿路感染的诊断

可结合临床表现、白细胞尿和尿细菌学检查作出诊断。

尿路感染的调理

● 饮食及一般治疗

急性期注意休息，多饮水，勤排尿。发热者给予易消化、高热量、富含维生素的饮食。膀胱刺激症状和血尿明显者，可口服碳酸氢钠片1克，每日3次，以碱化尿液、缓解症状、抑制细菌生长。尿路感染反复发作者应积极寻找病因，及时祛除诱发因素。

荠菜、番茄、苦瓜、冬瓜、芹菜等蔬菜适宜增加摄入量，这些食材有清热利尿效果，对尿路感染有辅助疗效。

炝拌芹菜腐竹

材料 芹菜250克,腐竹50克。

调料 花椒3克,盐1克。

做法

1 腐竹泡发洗净，切菱形段，入沸水中焯30秒，捞出，沥干水分；芹菜择洗干净，切段，入沸水中焯透，捞出，沥干水分；取盘，放入腐竹段、芹菜段、盐拌匀。

2 锅中倒油烧热，加花椒炒出香味，关火。将炒锅内的油连同花椒一同淋在腐竹和芹菜段上拌匀即可。

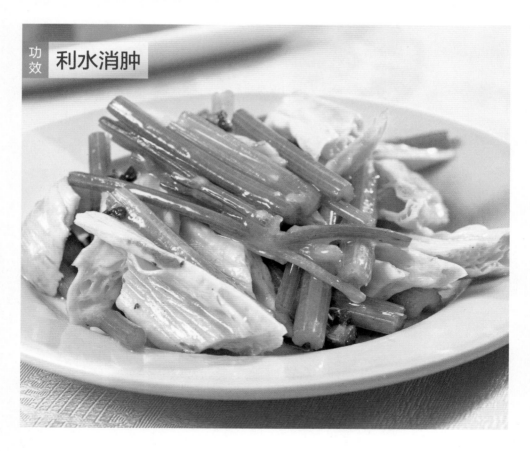

功效 利水消肿

番茄烧冬瓜

材料　冬瓜 400 克，番茄 100 克。

调料　葱花 5 克，盐 1 克。

做法

1 番茄洗净，去皮，切薄片；冬瓜去皮、去瓤，洗净，切薄片。

2 锅置火上，放油烧热，炒香葱花，放入冬瓜片炒至七成熟，放入番茄片翻炒至熟，加盐调味即可。

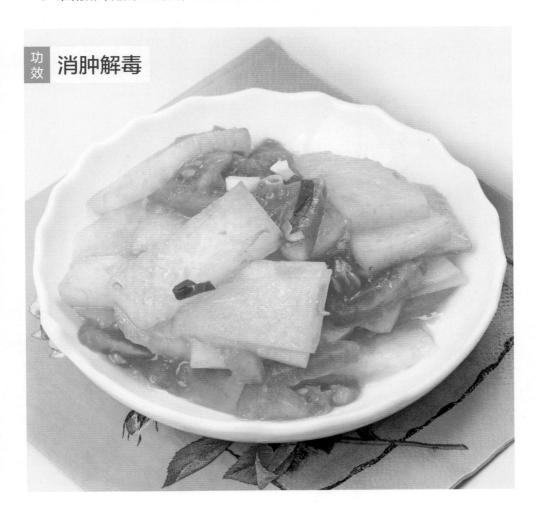

功效　消肿解毒

急性肾损伤

急性肾损伤是指各种病因引起肾功能快速下降而出现的临床综合征，表现为肾小球滤过率下降，同时伴有氮质废物如肌酐、尿素氮等潴留，水、电解质和酸碱平衡紊乱，重者可出现尿毒症的全身并发症。与慢性肾衰相比，急性肾损伤更强调早期诊断、早期治疗。

急性肾损伤可分为肾前性、肾实质性（也称肾性）和肾后性。肾实质性急性肾损伤又可分为肾小管性、间质性、肾小球性和小血管病变。下面重点介绍急性肾小管坏死临床表现和急性肾损伤患者的饮食调理。

急性肾小管坏死临床表现

急性肾小管坏死是急性肾损伤的常见类型，根据临床过程分为起始期、持续期、恢复期。

● 起始期

此期患者常遭受一些已知急性肾小管坏死的病因，如低血压、缺血、肾毒素等。起始期的长短依病因的不同而不同，通常为数小时至数天，肾小球滤过率突然下降，可出现容量过多。当出现电解质和酸碱平衡紊乱的症状和体征时，则进入持续期。

● 持续期

此期已处于损伤阶段或衰竭阶段，一般为1~2周或更长时间。肾小球滤过率保持在低水平，许多患者可出现少尿（每天尿量少于 400 毫升），部分甚至无尿（每天尿量少于 100 毫升）。也有些患者没有少尿，称非少尿型急性肾损伤，该类患者多数预后较好。然而，随着肾功能减退，临床上常出现代谢性酸中毒、高钾血症、高血压、充血性心力衰竭、脑水肿和感染等尿毒症临床症状。

● 恢复期

肾小管细胞再生、修复，肾小管完整性恢复。肾小球滤过率逐渐恢复正常或接近正常，此期尿量呈进行性增加，每天尿量达到 500 毫升，即进入恢复期。部分患者出现多尿期，每天尿量超过 2500 毫升，通常持续 1~3 周，继而恢复正常。多尿期应预防低钾血症。多数肾小管功能完全恢复需 3 个月以上，少数患者可遗留不同程度的肾结构和肾功能损伤。

急性肾损伤的饮食调理

● 维持体液平衡

在少尿期，患者容易出现水负荷过多。应密切观察患者的体重、血压和心肺症状与体征变化，严格计算患者 24 小时液体出入量。补液时遵循"量出为入"的原则。

每日补液量 = 显性失液量 + 不显性失液量 - 内生水量。

限水过度或补液不足均会加重肾脏缺血性损伤，补液过多则可能导致急性肺水肿或脑水肿。衡量补液量适中的指标是：皮下无水肿或脱水征象，每日体重不增加。

● 足够的碳水化合物

患者在无尿期或少尿期的进液量受限。通常每天给予葡萄糖100~150克（或静脉输入20%的葡萄糖液500毫升）；能口服的患者，每天分次口服300克葡萄糖，这对于减轻酮症、减少蛋白质分解大有益处。如果患者未经过透析治疗，无尿期要严格控制蛋白质、水、钠、钾的摄入，以麦淀粉为主食，每次20~30克，蔗糖30克加水200毫升做成糊状，每天3~5次。

● 纠正血钾异常

少尿或无尿期常易出现高钾血症，应控制每天的钾摄入量，佛手瓜、西葫芦、冬瓜是不错的低钾食材。而钠的摄入量应控制在500毫克/天，宁少勿多。

在多尿期，适当补钾，除了摄入含钾丰富的蔬果（土豆、香蕉等）外，最好口服氯化钾2~3克/天；按每排出1000毫升尿，补充氯化钠3克（碳酸氢钠2克），适当增加盐的摄入。

● 控制蛋白质的摄入

急性肾损伤少尿期或无尿期每日所需热量主要应由碳水化合物和脂肪供给，蛋白质摄入应控制在每天0.5~0.8克/千克体重，以优质蛋白质为主。高分解代谢性急性肾损伤宜高热量营养摄入，每日供应30~40千卡/千克体重，并可适当放宽蛋白质摄入量。进入多尿期后可逐步增加蛋白质的摄入。

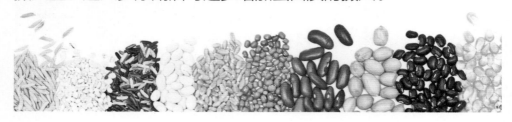

葡萄鲜橙汁

材料 葡萄 100 克，橙子 50 克。

调料 蜂蜜适量。

做法

1 葡萄洗净，切碎；橙子去皮，切丁。

2 将备好的食材放入果汁机中，加适量水搅打，打好后加入蜂蜜
   调匀即可。

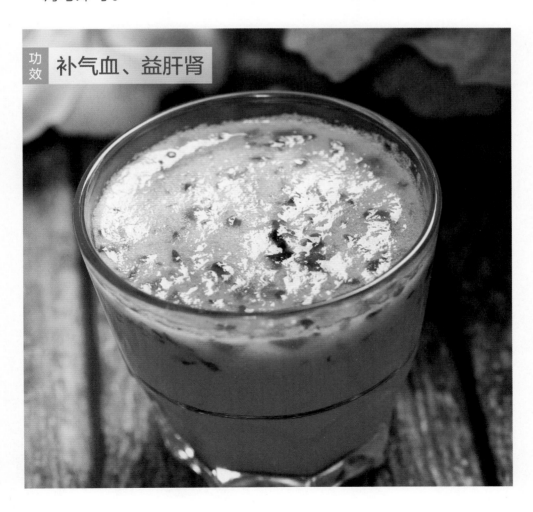

功效　补气血、益肝肾

牛奶土豆泥

材料　土豆 2 个，牛奶 100 克，淡奶油 5 克。

调料　盐 2 克，白胡椒粉 3 克。

做法

1 土豆洗净，用蒸锅蒸熟，去皮，切小块，碾成泥。

2 炒锅置火上，放入土豆泥和淡奶油搅拌均匀，分少量多次淋入牛奶搅成糊状，盛入碗中，加盐、白胡椒粉拌匀即可。

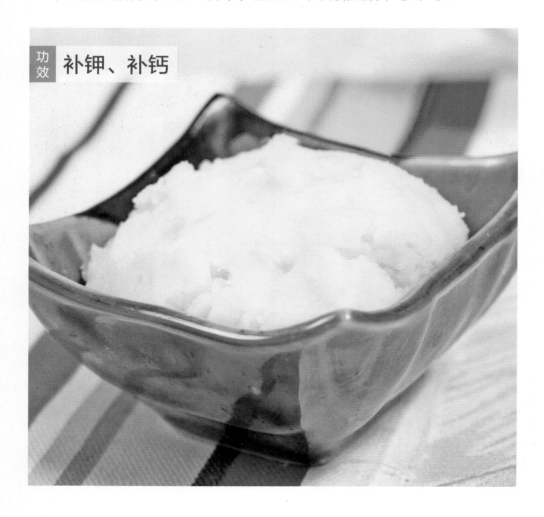

功效　补钾、补钙

香蕉木瓜饮

材料 木瓜 200 克，香蕉 100 克。

做法

1 木瓜去皮除子，切小块；香蕉去皮，切小块。

2 上述食材放入果汁机中，加入适量饮用水，搅打成汁即可。

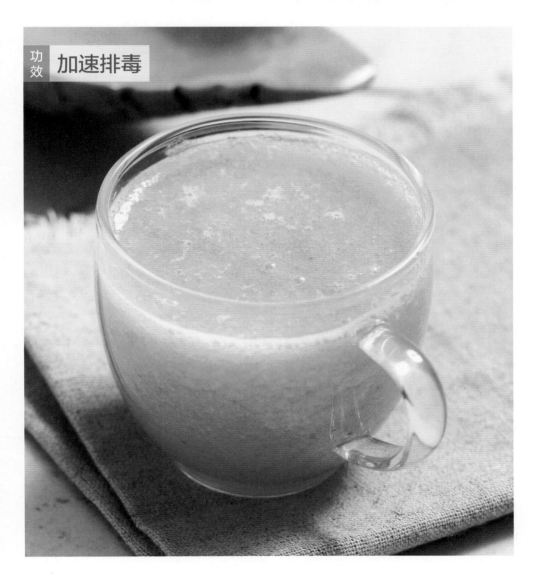

功效 加速排毒

肾虚导致的病症调理

腹泻与便秘

腹泻一年四季都可发生，是由于脾胃运化功能失常或者机体元气不足所致，而脾胃运化水谷的能力与肾精关系密切。从中医来讲，肾司二便，大便的形成和排出需通过肾气的激发和滋养。如果肾气不足，易导致便秘。

● 腹泻的调理

腹泻根据症状不同，又有肾阴虚和肾阳虚之分，其调理的重点也不同。

分类	主要表现	调理
肾阴虚导致的腹泻	形体消瘦、面黄肌瘦、手足心热、精神不振、食欲不良、食后泄泻、舌红苔少等	宜滋阴补肾、益气止泻，如六味地黄丸合参苓白术散加减
肾阳虚导致的腹泻	黎明泄泻、腹中雷鸣、肢冷膝寒、脐部疼痛、舌淡苔白等	宜温肾壮阳、固涩止泻，如四神丸加减

● 便秘的调理

对于肾虚引起的便秘，主食不宜太精细，粗杂粮要适当进食；另外，增加富含膳食纤维的蔬果，如丝瓜、莲藕、菠菜、香蕉、葡萄、西蓝花等。保证每天摄入足量的水分，浓茶和咖啡尽量少喝或不喝。而一些富含不饱和脂肪酸的食材可以适当多食，如核桃仁、花生米、芝麻等，以帮助通便。

醋腌藕

材料　莲藕 150 克。

调料　盐 2 克，白糖、醋各 5 克，香油适量。

做法

1 莲藕洗净，去皮，切薄片，在沸水中焯 30 秒，盛入盘中。

2 加入适量白糖、盐、醋和香油，搅拌均匀即可。

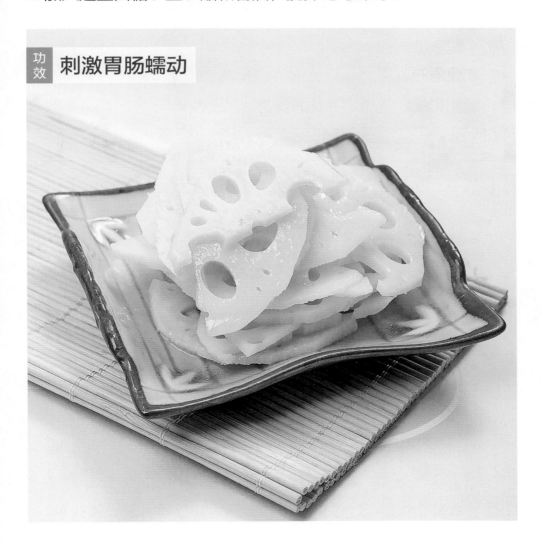

功效　**刺激胃肠蠕动**

阳痿、早泄

中医认为，房事过度或手淫频繁会引起精气亏损，导致阳痿；忧郁成疾会损伤心脾，导致气血亏虚，从而引起阳痿；另外，惊恐过度会伤肾伤气，也可能导致阳痿。

而对于早泄，中医认为男性射精需要依赖肝的疏泄和肾的封藏，二者要协调完成。当肾的阴阳失去平衡，精关开阖功能受损，会导致早泄，而肾气不足也会导致早泄。

● **阳痿的调理**

饮食重在滋养、壮阳，适当进食富含精氨酸和锌的食材。同时，远离肥腻、过甜、过咸的食物，禁止酗酒。

滋养功效食材	壮阳功效食材	富含精氨酸食材	富含锌的食材
蛋类、排骨、核桃等	鸡肉、虾、泥鳅、海参、韭菜等	山药、白果、鳝鱼、墨鱼等	牡蛎、牛肉、鸡肝等

● **早泄的调理**

1. 多吃一些温肾壮阳、滋补肾阴的食物，如猪肾、羊肉、虾仁、核桃、枸杞子等。

2. 多吃一些黑色食物（黑豆、黑芝麻等）以及坚果种子、海藻等。

3. 少吃辛辣、刺激、过于温燥的食物或药材，如辣椒、桂圆、肉桂等。

4. 少吃生冷寒凉、损伤阳气的食物，如各种冷饮、苦瓜等。

除了饮食方面，心理调节也很重要，因为很大一部分男性的阳痿、早泄症状是心理性的，通过减压、放松等方法，能改善。

韭菜海参粥

材料 水发海参 60 克，韭菜 50 克，大米 100 克。

调料 盐 2 克，香油适量。

做法

1 大米淘洗干净；水发海参冲净，切丁；韭菜洗净，切碎。

2 汤锅置火上，倒入大米和适量清水，大火烧开，转小火煮成米粒熟烂的稀粥。

3 加海参丁煮 5 分钟，加韭菜碎搅拌均匀，加盐调味，淋上香油即可。

功效 **壮阳益精**

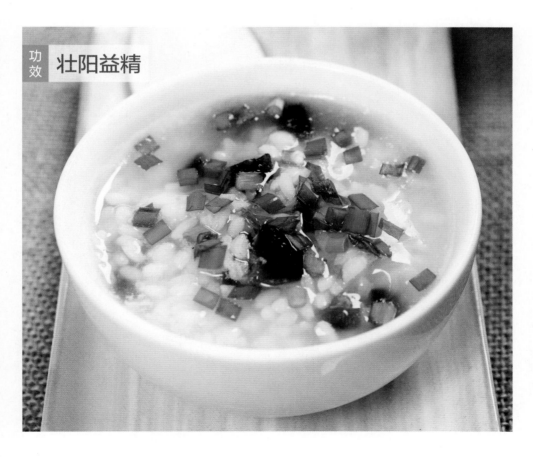

脱发、须发早白

中医学认为，肾藏精，肾精亏虚，头发得不到肾精的滋润和养护，容易枯黄、脱落。年老、久病、房劳过度等都容易引起肾虚，导致头发营养缺乏，从而出现脱发。

《诸病源候论》中讲："肾气弱，则骨髓枯竭，故发变白也。"所以，肾精气亏损、阴液不足，会使得头发得不到滋养，从而过早变白。

● 乌发养发的食材选择

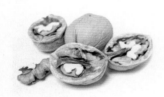 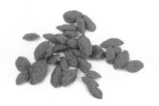 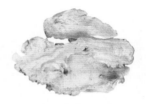

核桃
补肾固精，含有大量维生素E，有润肌肤、乌须发的效果

枸杞子
滋补肝肾、益精养血，对脱发有预防效果

当归
有行血补血之功效，能促进血液循环，防止脱发

● 日常的头发养护

1. 保持愉快的心情很重要，能防止压力大引起的脱发。

2. 日常生活要规律，充足的睡眠和休息对预防脱发、头发早白有效。

3. 多吃一些富含铁、钙、铜的食物，如牛奶、瘦肉、坚果种子等，有较好的滋补效果。

4. 可做做头皮按摩，以促进头部血液循环，滋养头发。

枸杞黑芝麻粥

材料 黑芝麻 30 克，枸杞子 10 克，大米 100 克。

调料 糖桂花、冰糖各 5 克。

做法

1 枸杞子泡软，洗净；大米淘洗干净。

2 锅中加适量水，煮开后放入大米、黑芝麻。

3 用小火将粥煮至黏稠，放入冰糖和枸杞子，再煮 15 分钟即可。

4 食用时浇上糖桂花即可。

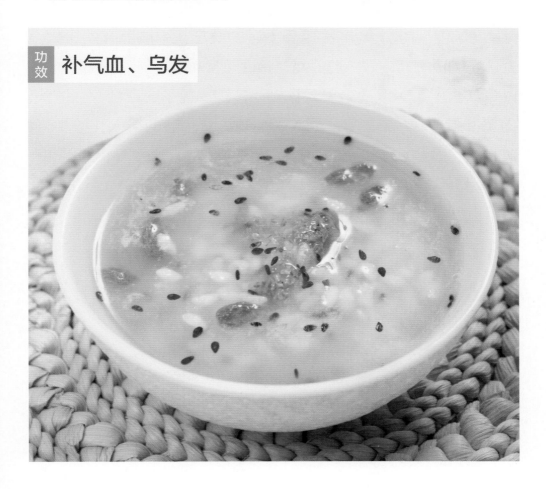

功效 补气血、乌发

健忘

健忘即记忆力减退、容易忘事。中医理论中，健忘与心脾亏损、年老精气不足等有关——肾"主骨、生髓、通于脑"。因此，食疗上以补肾精、益精髓为主，帮助预防和辅助治疗健忘等。

分类	主要表现	调理
肾精亏虚	恍惚健忘、精神萎靡、腰酸乏力、须发早白等	方药以河车大造丸加减
肾气阴两虚	记忆模糊、遇事善忘、腰酸腿软、头晕耳鸣、手足心热等	方药以七福饮加减

治疗因肾虚、肾精不足等引起的健忘，中成药有河车大造丸、金匮肾气丸、六味地黄丸、参茸地黄丸等。

饮食上，可以适当摄入核桃、桂圆、莲子、百合、西洋参、山药、黑芝麻、腰果等。同时，控制甜食和盐的摄入，维生素、矿物质、膳食纤维丰富的新鲜蔬果要多吃。

另外，生活中要勤于用脑，且保持注意力集中、脑细胞活跃，以减缓衰老；经常参加体育锻炼，可活化脑细胞。

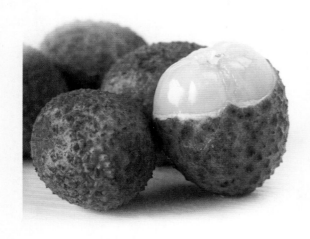

荔枝有补气养血、健脾生津、安神养肾的作用，营养丰富，平时可适量食用

西洋参鸡汤

材料　西洋参 10 克，净仔鸡 1 只，枸杞子 5 克，红枣 6 枚。

调料　盐 3 克，葱段 10 克，姜片 5 克。

做法

1 西洋参洗净浮尘；净仔鸡冲洗干净，放入沸水中焯烫去血水，捞出；枸杞子、红枣洗净。

2 砂锅置火上，放入净仔鸡、西洋参、葱段、姜片、红枣、枸杞子和适量清水，大火烧开后转小火煮至鸡烂熟，加盐调味即可。

功效　**益气安神、滋阴补肾**

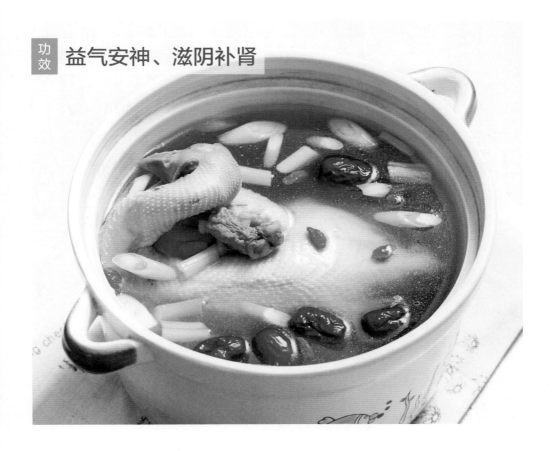

视力减退

视力减退是双眼外观正常，但是自觉视力下降、视物模糊。中医认为，视力减退在于先天禀赋不足或疾病原因导致肝肾亏损、气血虚弱，继而"目失所养"，出现视力减退。

分类	主要表现	调理
肾精亏虚	视力减退、眼干涩、眼球混浊、失眠多梦、舌有裂纹等	方药以杞菊地黄丸合生脉饮加减
肾阳虚	视物不清，眼底可见视网膜水肿、渗出液等，神疲力乏，夜尿增多等	方药以右归丸加减

在饮食上，多食富含维生素 A 或胡萝卜素的食物，如动物肝脏、蛋类、胡萝卜、南瓜、西蓝花等，枸杞子、菊花、山楂等也有保护视力的作用。含维生素 C 丰富的食物也应适当增加摄入量，如彩椒、番茄、猕猴桃等。

平时用眼要注意劳逸适度，不能过度用眼，防止不利因素对眼睛的伤害，如紫外线、传染性眼病等。多按摩眼睛周围的穴位，如睛明、四白、鱼腰、印堂等，也有很好的缓解眼睛压力的效果。

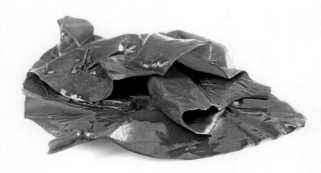

海带除富含碘、对视力好之外，还含有丰富的甘露醇，能够减轻眼内压力

决明子荷叶茶

材料　决明子 10 克，乌龙茶、荷叶干品各 3 克。

做法

1 决明子放入锅中炒干；荷叶切丝备用。

2 决明子、荷叶丝、乌龙茶一起放入杯中，冲入沸水，盖盖闷约
　10 分钟即可。

功效 **减肥、明目**

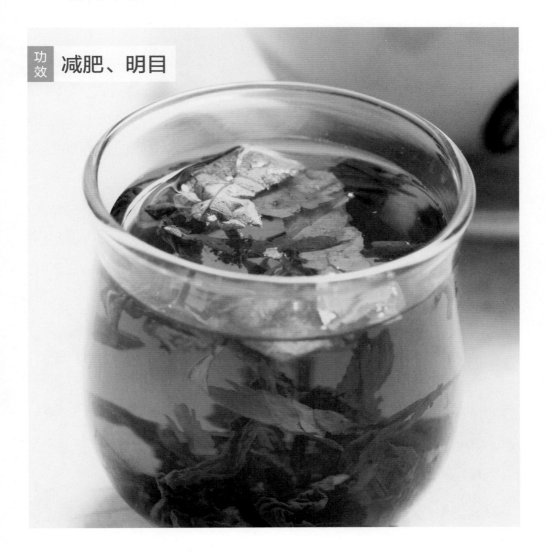

桑葚枸杞菊花茶

材料 菊花5朵，枸杞子10粒，桑葚干品6粒。

做法

将上述材料一起放入杯中，冲入沸水，盖盖闷泡5分钟即可，可代茶饮。

功效 **养肝、益肾、明目**

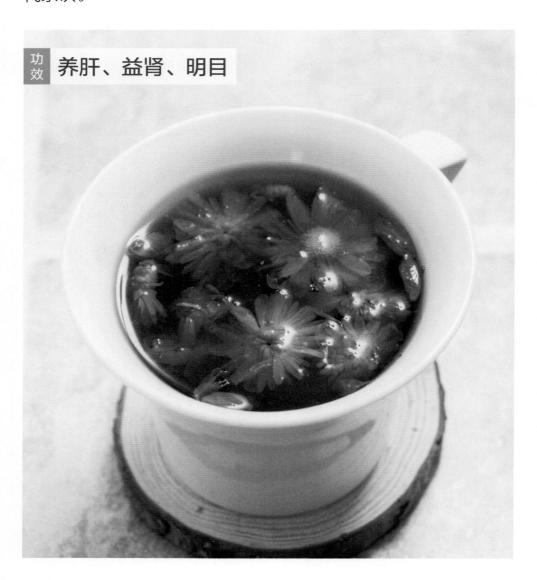